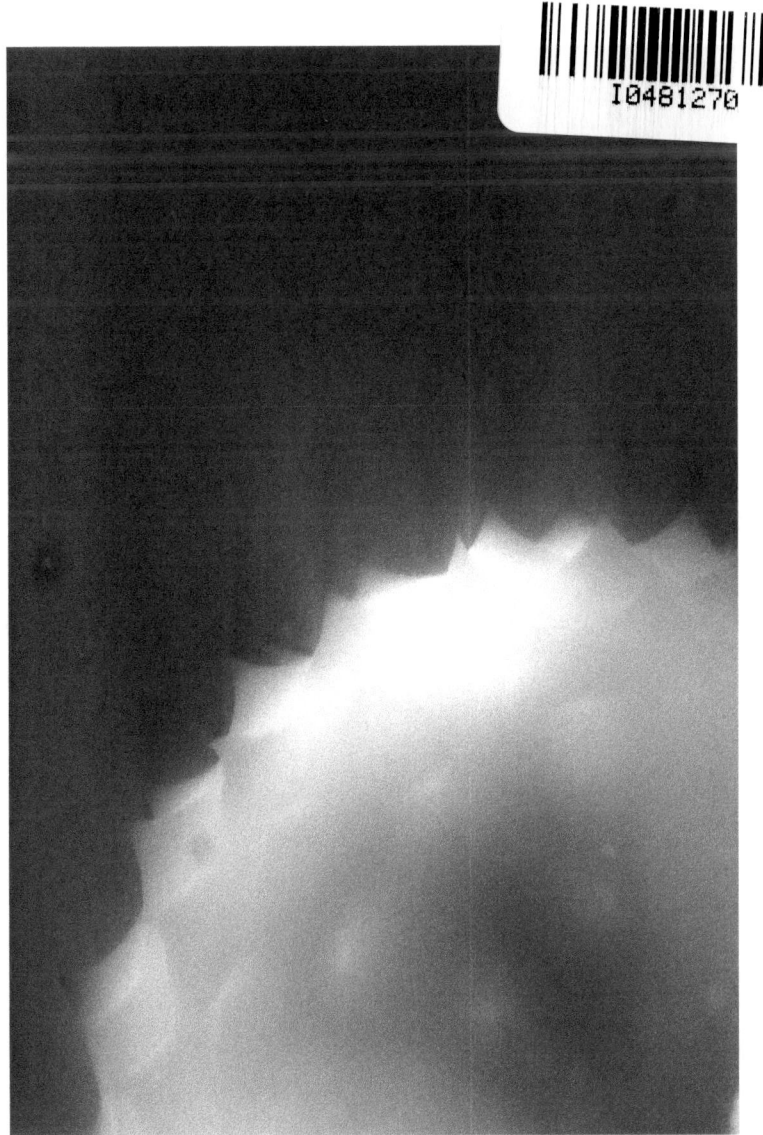

1

Les secrets du SARS-CoV-2

de Carlo Brogna

La vérité sur le bactériophage SARS-COV-2, les bactéries avec lesquelles il interagit et le monde des toxines.

Ce qu'on ne vous a jamais dit et les images qu'on ne vous a jamais montrées avant.

L'image de la couverture:

Image de SEM. (HV 20.00kV, curr 0,33nA, mag 15000, apertura 50 micron). Une partie du virus SARS-CoV-2 dans un échantillon fécal après 7 jours de culture. Dr. C. Brogna – Craniomed Group.

Titre original: "SARS-CoV-2: La Completa Verità"

La traduction française est de Désirée de Socio

Auteur: Carlo Brogna

- Directeur et coordinateur scientifique chez Craniomed group-Italie
- Docteur en médecine et chirurgie (Université de Salerne-Italie)
- Docteur en dentisterie et prothèses dentaires (Université de Chieti-Italie)
- Spécialisé en orthognatodonzia (Université de Chieti-Italie)
- Master en gnatologie et douleur oro-faciale (Université de Chieti-Italie) Continuing dental education program in oral surgery (NJDS-USA)
- Collaborateur et support scientifique chez la société leader des implants dentaires et biomatériaux osseux (TBR- group France)
- Expérience en chirurgie orale (Université" Renè Descartes" -Paris)

"L'imagination est plus importante que la connaissance. La connaissance est limitée, l'imagination embrasse le monde, stimulant le progrès, faisant naître l'évolution."

Albert Einstein - Interview by George Sylvester Viereck

The Saturday Evening Post (26 October 1929).

TABLE DES MATIÈRES

PREMIÈRE PARTIE

Préface

En janvier 1610, Galileo Galilei, utilisant un téléscope qu'il avait développé, sans certificat de conformité CE (introduit seulement le 22 juillet 1993), a observé quatre corps célestes semblables à des étoiles près de la planète Jupiter.

Un travail de nuit, en dehors des heures d'enseignement académique, non rémunéré et sans couverture d'assurance, a duré deux mois et a conduit à la découverte des "étoiles" médicéennes (Io, Europa, Ganymède et Callisto), étoiles qui, nuit après nuit, ont changé de position par rapport à Jupiter.

Aujourd'hui les progrès scientifique nous a appris que ce que les Pisans décrivaient comme des étoiles sont les "lunes galiléennes" et qu'il yen a 79 et non 4.

Galilei, heureusement pour lui, n'a ni gagné de prix Nobel ni de doctorats non plus: il a réussi par là à eviter toute rèunion, tout envoi d'articles à tante revue spécialsée, tout anxiété que chaque contròle déditeur fait naìtre chez ne chercheur. Il est ègalment clair qu'il n'était pas nècessaire qu'il il fùt doble on triple reference. Galilei a écrit un livre simple, illustré à la main et sans bibliographie dans le but de partager avec chacun de nous ce qui était nouvellement observé dans le panorama de la nature qui nous entoure (Galileo Galilei, Sidereus Nuncius - Le messager des étoiles, 1610).

C'est pourquoi, en fin de compte, nous parlons toujours de la méthode galiléenne.

Eh bien, cher lecteur, que vous soyez un chercheur universitaire qualifié ou un simple mortel, sachiez que ce que je propose est le résultat de l'intuition et de tests et observations modestes et simples.

La seule et unique raison pour laquelle le grand astronome a été cité est d'inviter à améliorer et à perfectionner la nouvelle méthode d'approche de l'étude du SRAS-CoV-2.

Cette citation qui, par conséquent, ne veut pas être bressante et ne cache pas, même de loin, la possibilité d'une tentative de comparaison.

Carlo Brogna

Preambulè

Les images présentées dans ce volume dérivent des cultures d'échantillons fécals conservés avec le virus SARS-CoV-2. Le contrôle de la réplication virale a été effectué avec la méthode luminex-tecnology (NxTAG®CoV Extended Panel, a real-time reverse transcriptase PCR assay detecting three SARS-CoV-2 genes was used on the MAGPIX®NxTAG-enabled System MAGPIX instrument; Le signal de capture a été réalisé en utilisant le logiciel xPONENT and SYNCT, Luminex Molecular Diagnostic).

Les images présentées dans ce volume dérivent des cultures d'échantillons fécals conservés avec le virus SARS-CoV-2. Le contrôle de la réplication virale a été effectué avec la méthode luminex-tecnology (NxTAG®CoV Extended Panel, a real-time reverse transcriptase PCR assay detecting three SARS-CoV-2 genes was used on the MAGPIX®NxTAG-enabled System MAGPIX instrument; Le signal de capture a été réalisé en utilisant le logiciel xPONENT and SYNCT, Luminex Molecular Diagnostic).

Le procédé de culture a été réalisé selon la méthode "Brogna-Petrillo" publiée dans l'article scientifique "Mauro Petrillo and others, 'Increase of SARS-CoV-2 RNA Load in Faecal Samples Prompts for Rethinking of SARS-CoV-2 Biology and COVID-19 Epidemiology', 2020 https://doi.org/10.5281/zenodo.4088208".

La qualité des images:

Microscope SEM: des échantillons ont été observés à 20 kV, à l'aide d'électrons rétrodiffusés (CBS) ou d'électrons secondaires (ETD); FIB-Sem, modèle FEI Versa 3D, a utilisé un pistolet à émission de champ (FEG).

Microscope TEM : le microscope est un FEI tecnai F20 avec source FEG. Toutes les images pour tous les échantillons sont prises à 120kV. Pour certains, la tension était de 200kV. Toutes les images sont acquises en mode champ lumineux, avec des ouvertures obj entre 60 et 100. Certaines sont légèrement floues dans but d'améliorer la visualisation des détails. Les échantillons sont préparés avec du tétroxide osmique.

Introduction

Le SARS-CoV-2 et la maladie qu'il provoque, le COVID-19, repprésentent un nouveau défi pour la Comunauté Scientifique. Il s'agit d'un défi encore en cours et qui continue de conditionner la vie quotidienne de chacun de nous.

Et chacun de nous, sans attendre que la solution tombe du ciel comme la manne, a le devoir de faire quelque chose.

Ce "quelque chose" correspond pour le personnel engagé dans le secteur, à l'étude, à la recherche et à l'expérimentation.

Pour la majeure partie des gens, ce "quelque chose" consiste à s'informer correctement et à soutenir, là où cela est licite, ces points de vue dont les mass-médias ne parlent pas, parcequ'ils ne bénéficient pas d'un quelconque prestige ou d'un soutien important.

Ces points de vue, une fois qu'ils ont été démontrés plausibles et par la suite corrigés et reconnus résolutifs – sans pour autant s'empresser de les déclarer comme tels *a priori* – doivent être soutenus et défendus pour ne pas pas permettre que l'humanité vive son évolution sur la base des choix d'un petit nombre.

Nous ne pouvons pas nous permettre le luxe de voir ces points de vue passer inaperçus. L'Histoire et l'histoire de la science *docent*...

Les preuves scientifiques qui émergent progressivement trouvent des murs de résistances, quand on envisage de les proposer à un auditoire plus influent du point de vue pratique.

Il s'agit justement de ces évidences scientifiques que nous voulons parler brièvement et aussi simplement que possible.

En 1951, quand les Coronavirus ont été décrits pour la première fois, ceux-ci ont été catalogués comme des microorganismes capables d'infecter les céllules de type épithélial, comme celles qui composent par exemple la peau, les poumons, le foie.

Et jusqu'à il j a quelques mois, on est resté encré dans cette première vérité.

Depuis 1951, on ne s'est jamais demandé si les Coronavirus étaient capables d'infecter seulement et exclusivement les céllules épithéliales. On n'a jamais ni démenti ni prouvé que cette famille de virus pouvait également attaquer d'autres céllules..

Le point crucial de ce nouvel horizon que nous sommes sur le point d'illustrer, réside dans le fait d'avoir réalisé une étude scientifique qui démontre comment le SARS-COV-2 est capable d'infecter également des céllules diverses de celles épithéliales.

Nous pouvons affirmer avec certitude et témoigner avec le support de la documentation photographique que SARS-COV-

2 est même une bactériophage, c'est-à-dire un virus capable d'infecter les bactéries, et dans le cas présent des recherches effectuées, d'infecter aussi les bactéries qui constituent la flore intestinale humaine normale (fig. 1-2).

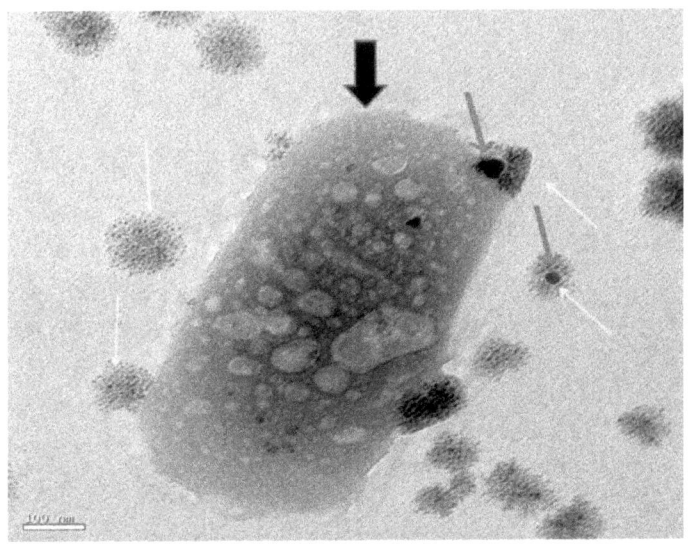

Figure 1: Image de Tem. Une bactérie indéfinie (grande flèche) et SARS-CoV-2 (flèche rouge) dans un échantillon fécal après 7 jours de culture. Les toxines/protéines sont marquées par des flèches jaunes. Dr. C. Brogna- Craniomed Group. Tous les droits sont réservés

Figure 1: TEM image. An undefined bacterium (big arrow) and SARS-CoV-2 (red arrows) in faecal sample during 7 days of culture. The toxins/proteins are signed by yellow arrows. Dr. C. Brogna- Craniomed Group. All rights reserved.

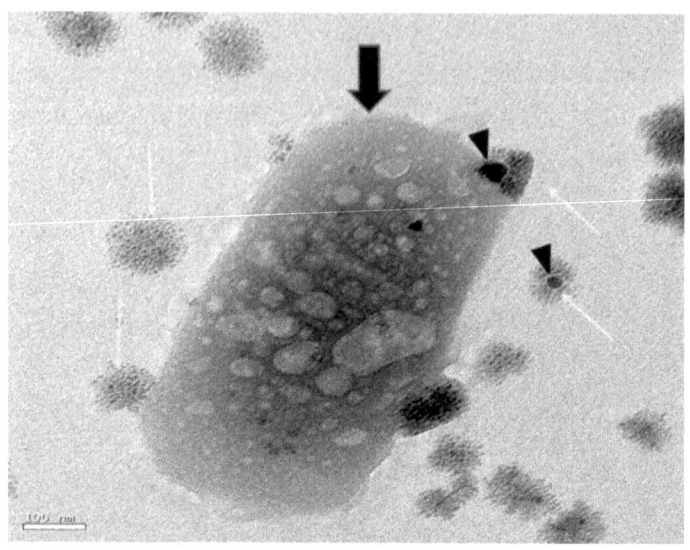

Figure 1: TEM image. An undefined bacterium (big arrow) and SARS-CoV-2 (head of arrows) in faecal sample during 7 days of culture. The toxins/proteins are signed by thin arrows. Dr. C. Brogna- Craniomed Group. All rights reserved.

Figura 1: Immagine al TEM. Un batterio indefinito (freccia grande) e SARS-CoV-2 (punta di frecce) nel campione fecale durante 7 giorni di coltura. Le tossine/proteine sono contrassegnate da frecce sottili. Dr. C. Brogna- Craniomed Group. Tutti i diritti riservati.

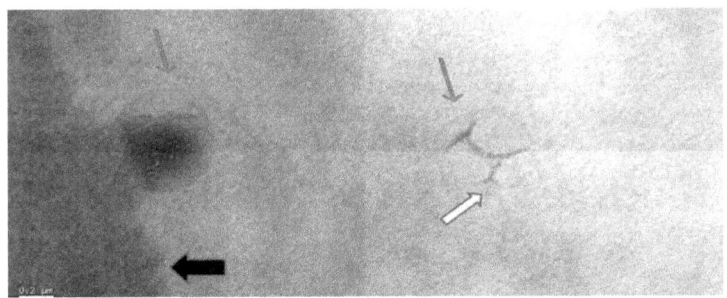

Figure 2: TEM image. Faecal sample during 7 days of culture. SARS-CoV-2 virus and external wall of bacterium. It is visible the virus (red arrow) while interacts with the bacterium (big arrow). There is also a virus (arrow head) without its RNA and with only the mysterious "endoskeleton" inside it (white arrow). Dr. C. Brogna- Craniomed Group. All rights reserved.

Figura 2: Immagine al TEM. Campione fecale durante 7 giorni di coltura. Virus SARS-CoV-2 e parete esterna di un batterio. È visibile il virus (freccia rossa) mentre interagisce con il batterio (freccia grande). C'è anche un virus (punta di freccia) senza il suo RNA e con al suo interno soltanto un misterioso "endoscheletro" (freccia bianca). Dr. C. Brogna- Craniomed Group. Tutti i diritti riservati.

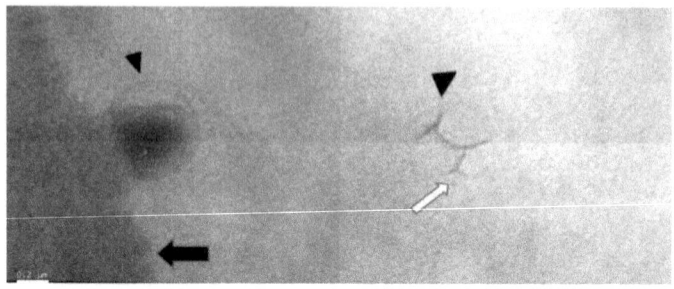

Figure 2: Image de Tem. Échantillon fécal après 7 jours de culture. Particule de virus SARS-CoV-2 et la paroi externe de la bactérie. On peut y voir les virus (flèche rouge) pendant qu'ils attaquent la bactérie (grande flèche). Il y a aussi un virus (flèche rouge) sans RNA ayant seulement le mystérieux "endoskeleton" à l'intérieur (flèche blanche). Dr. C. Brogna- Craniomed Group. Tous les droits sont réservés.

Figure 2: TEM image. Faecal sample during 7 days of culture. SARS-CoV-2 virus and external wall of bacterium. It is visible the virus (red arrow) while interacts with the bacterium (big arrow). There is also a virus (red arrow) without its RNA and with only the mysterious "endoskeleton" inside it (white arrow Dr. C. Brogna- Craniomed Group. All rights reserved.

Sur cette photo, il semble que le virus, particule sombre sur la gauche, inocule son contenu génétique avec le mécanisme typique d'un bactériophage.

Ce processus génère une série d'évènements microbiologiques et biochimiques, avec des résultats cliniques qui n'ont jamais été pris en considération jusqu'alors.

Nonobstant cela, tous les efforts pour mettre un terme à cette histoire, continuent de se concentrer exclusivement sur une image antique, en noir et blanc, du responsable de la pandémie.

Mais du reste, que les Coronavirus soient une famille de virus un peu particulière, on pouvait déjà le deduire:

• des études réalisées à la fin des années 90 par les docteurs Sawicki, de l'Université de Toledo (Ohio, USA), qui observèrent et décrivirent le mode anormale de se reproduire des Coronavirus: cela consiste dans une lecture et réplication du filament du RNA du virus selon un modèle de type "a salto – a pezzi"[1];

• des observations effectuées par le Dr. Clarck sur la possibilité que les Coronavirus puissent contenir l'information génétique nécéssaire pour la synthèse des conotoxines[2];

• de la découverte de la possibilité, témoignée par Fernando Almazán, Silvia Márquez-Jurado, Aitor Nogales, Luis Enjuanes, de pouvoir créer plusieurs copies du coronavirus MERS (Syndrome de stress respiratoire du Moyen-Orient - 2012 /2013) afin de mieux les étudier, véhiculant la séquence génomique de ce virus dans un plasmide bactérien artificiel de Escherichia Coli (Cromosome

---

[1] S. G. Sawicki and D. L. Sawicki, 'A New Model for Coronavirus Transcription', *Advances in Experimental Medicine and Biology*, 440 (1998), 215–19 <https://doi.org/10.1007/978-1-4615-5331-1_26>; Stanley G. Sawicki and others, 'Functional and Genetic Analysis of Coronavirus Replicase-Transcriptase Proteins', *PLoS Pathogens*, 1.4 (2005), e39 <https://doi.org/10.1371/journal.ppat.0010039>.
[2] *Biotechnology*, 2nd edition (Academic Cell, 2015).

Bactérien Artificiel ou BCA), ajoutant une pincée de séquences nucléotidiques promotrices de Cytomégalovirus et quelques gouttes de séquences du virus de l'hépatite D[3].

L'étude menée au laboratoire de Sars-Cov-2 analyse les interactions du virus avec des cellules synthétiques ("Vero Cell" et similaires) dans un environnement de travail décontaminé, dans lequel, selon le protocole, des antibiotiques sont utilisés pour éliminer les bactéries, qui "pourraient" interférer avec les activités du virus. Et c'est précisément là que réside l'erreur : dans l'élimination d'"acteurs" très importants dans le développement de l'agressivité du Coronavirus. Cela revient à dire que l'être humain est un être sans grande capacité de survie, sur cette terre, juste parce que nous étudions le comportement en amenant un individu sur une île déserte de 20 mètres carrés, "en compagnie" d'un seul cocotier. Dans des conditions similaires, nous savons que peu de gens seraient capables de survivre et que personne ne pourrait construire ne serait-ce qu'une hutte. Mais si le même individu était placé dans un contexte différent, une île plus grande avec une plus grande variété et quantité de plantes fruitières, il aurait non seulement une plus grande chance de survivre, mais il pourrait aussi donner vie à son potentiel intellectuel et manuel pour construire au moins un abri. L'étude exclusive du coronavirus SARS-CoV-2 dans un laboratoire "True Cell", similaire à la cellule eucaryote humaine mais non identique à celle-ci, est

---

[3] Fernando Almazán and others, 'Engineering Infectious CDNAs of Coronavirus as Bacterial Artificial Chromosomes', *Coronaviruses*, 1282 (2014), 135–52 <https://doi.org/10.1007/978-1-4939-2438-7_13>.

limitative et limitée, et ne permet pas d'envisager de nombreuses autres interactions biologiques et biochimiques possibles que le virus peut établir avec d'autres types de cellules, comme celles que j'ai observées entre le SARS-Cov-2 et des bactéries de la flore intestinale humaine normale. Ainsi, le second postulat de Kock (1843-1910), qui stipule qu'"il doit être possible d'isoler le micro-organisme de l'hôte malade et de le faire croître et se reproduire en culture pure en laboratoire", pourrait être bon pour une maladie comme la tuberculose.

Et à la lumière de ces éléments, ce postulat devrait être complété comme suit :

"Chaque agent pathogène doit être observé autant en culture et dans un environnement mixte, avec d'autres micro-organismes, afin d'analyser ses interactions avec d'autres espèces, qu'en tant qu'agent pathogène isolé en culture pure".

Les expériences

Intrigués par le fait que l'un des symptômes plus fréquents du COVID-19, c-à-d la réduction de l'odorat (hyposmie), se présente seulement dans 1/3 des asymptomatiques, nous avons commencé à enquêter sur les causes possibles de cette manifestation clinique difuse de façon hétérogène parmi la population infectée et symptômatique.

Les possibilités prises en consideration étaient deux.

- La première: le SARS-CoV-2 infecte les cellules nerveuses du bulbe olfactif, provoquant des altérations inflammatoires qui en détériorent le correct fonctionement, empêchant le "captage" des odeurs.
- La seconde: le captage des odeurs s'effectue normalement, mais la transmission de l'information, due à un neurotransmetteur connu comme acétylcholine, se bloque durant le trajet sans jamais atteindre le cortex cérébral temporel, où se réalise l'expérience "odeur".

En enquêtant plus à fond sur la seconde possibilité, il fallait établir le motif pour lequel se bloquait le fonctionement de l'acétylcholine.

On procéda pour cela, à l'analyse du génôme à RNA du SARS-CoV-2, mis à disposition par les collègues chinois, démontrant ainsi que le virus, une fois la cellule infectée, serait capable de programmer la synthèse de certaines protéines qui présentent des similitudes avec les toxines produites par certaines espèces animales venimeuses .

En d'autres termes, on avait compris que le virus possédait la recette pour produire ces substances toxiques, même si on n'était pas sûr que le virus fût capable de se procurer tous les ingrédients et tous les ustensils nécéssaires pour compléter le produit.

On alla donc chercher dans le plasma et dans l'urine des patients COVID-19 ces protéines dont le virus a la recette.

Nonobstant le nombre restreint des patients consensuels sur lesquels cette étude a été réalisée, on a réussi, grâce à la spectrométrie de masse, à prélever à partir du plasma et de l'urine de chacun d'eux, plus de 80 protéines ayant divers effets biologiques. Cependant ces mêmes protéines résultaient absentes dans le plasma et l'urine des patients sains. La recette était ainsi élaborée[4] (fig.3-5).

---

[4] Carlo Brogna and others, 'Detection of Toxin-like Peptides in Plasma and Urine Samples from COVID-19 Patients', 2020 <https://doi.org/10.5281/zenodo.4139341>.

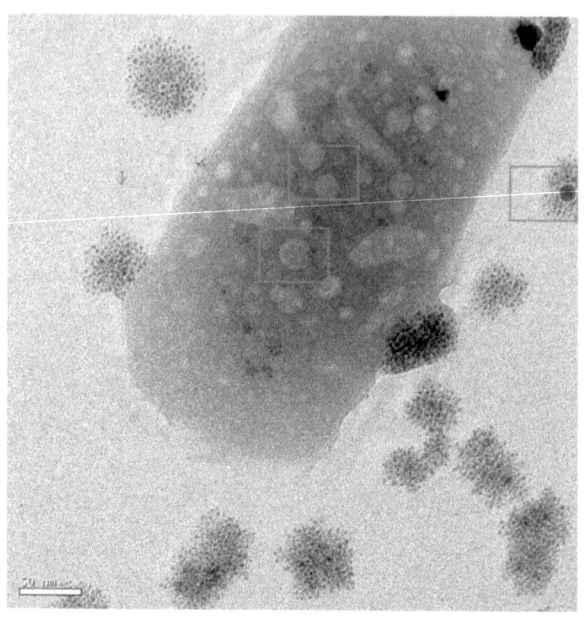

Figure 3: Image de Tem. Échantillon fécal après 7 jours de culture. La zone rectangulaire représente les particules du virus SARS-CoV-2. Dr. C. Brogna- Craniomed Group. Tous les droits sont réservés.

Figure 3: TEM image. Faecal sample during 7 days of culture. In rectangular zone, SARS-CoV-2 virus. Dr. C. Brogna- Craniomed Group. All rights reserved.

Parmi ces protéines obtenues grâce à l'intéraction entre bactérie et virus, on trouve diverses formes de conotoxines (puissantes neurotoxines utilisées comme arme chimique par les escargots coniques pour capturer leurs proies). Certaines de ses protéines sont capables de bloquer les sites récepteurs nerveux auxquels se lie l'acétilcholine pour transmettre l'information olfactive au cerveau.

En fin de compte, cela explique clairement le mécanisme à travers lequel l'hyposmie se manifeste chez les symptômatiques. Toutefois, il nous fallait comprendre les raisons pour lesquelles tous les patients COVID-19 ne présentaient pas ce symptôme.

La réponse à cette demande se trouve justement dans la confrontation de divers types de conotoxines. En effet, les conotoxines sont des molécules très similaires, mais elles se différencient entre elles par de petits détails structurels.

L'observation de diverses formes de conotoxines identifiées durant les expériences, démontre que certaines conotoxines se différencient seulement sur la base de petites séquences d'acides aminés. Cette situation suggérait que l'existence de chacune de ces conotoxines eut été le résultat "d'erreurs de montage", conduisant à la production de molécules avec de petits défauts de fabrication par rapport au projet initial, c-à-d la recette contenue dans l'ARN du SARS-Cov-2.

Étant donné que ces défauts de fabrication sont typiques de la synthèse protéique des bactéries, synthèse beaucoup plus tumultueuse, rapide et approximative par rapport à celle des cellules eucaryotes (cellules épithéliales humaines, par exemple), on décida alors d'enquêter si les toxines identifiées étaient produites par des cellules bactériennes et non pas par celles épithéliales.

De cela est née l'idée selon laquelle le SARS-CoV-2 utilise les cellules bactériennes de la flore intestinale pour la production des toxines trouvées dans le plasma et dans les urines des patients COVID-19. Pour valider cette hypothèse, il fallait démontrer que le virus était capable d'infecter aussi les cellules procaryotes comme les bactéries. Persone ne s'était préoccupé jusqu'alors de cette demande, se contentant depuis 1951 de la thèse selon laquelle les coronavirus infectent seulement les cellules épithéliales.

Pour ce faire, on inocula le SARS-CoV-2 aux fèces des patients sains et cela conferma la réplication du virus à l'intérieur des fèces. Cela signifiait que le virus avait trouvé un terrain fertile pour se reproduire dans les fèces et plus précisément, dans les bactéries présentes dans les fèces des patients sains, comme en témoignent également les images photographiques[5].

En termes médicaux, le SARS-CoV-2 était classificable comme même une bactériophage (fig. 3,4-6), c-à-d un virus capable d'infecter et de se répliquer à l'intérieur des bactéries et d'en stimuler la synthèse des protéines. Ce processus, à cause de la frénétique activité métabolique, ne se réalise toujours pas de façon parfaite et fidèle au projet initial.

---

[5] Mauro Petrillo and others, 'Increase of SARS-CoV-2 RNA Load in Faecal Samples Prompts for Rethinking of SARS-CoV-2 Biology and COVID-19 Epidemiology', 2020 <https://doi.org/10.5281/zenodo.4088208>.

Certaines protéines produites par les bactéries de la flore intestinale, à cause de la présence du virus, résultaient en effet défectueues et disfonctionnelles. Dans le cas des conotoxines, ces protéines n'étaient pas capables de bloquer l'acétylcholine.

Somme toute, la transmision nerveuse à travers les voies olfactives se bloque et cause l'hyposmie, seulement chez les patients dont les bactéries intestinales ont produit d'importantes quantités de doses de conotoxines "normalement formées et fonctionnelles" et donc capables d'envahir les récepteurs de l'acètylcholine.

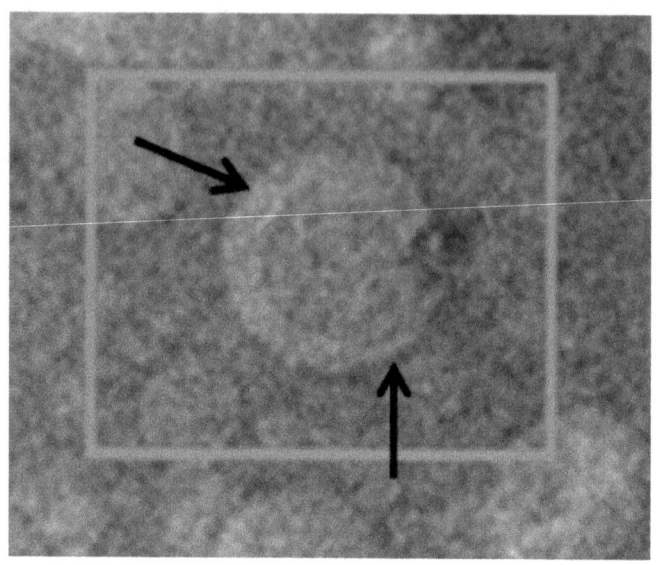

Figure 4: image de Tem. Échantillon fécale après 7 jours de culture. Dans la zone rectangulaire, particules de virus SARS-CoV-2 à l'intérieur des bactéries. La "couronne" du virus est visible (flèche noireDr. C. Brogna- Craniomed Group. Tous les droits sont réservés.

Figure 4 (3): TEM image. Faecal sample during 7 days of culture. In rectangular zone, SARS-CoV-2 virus inside the bacterium. It is visible the "corona" of the virus (black Arrow). Dr. C. Brogna-Craniomed Group. All rights reserved.

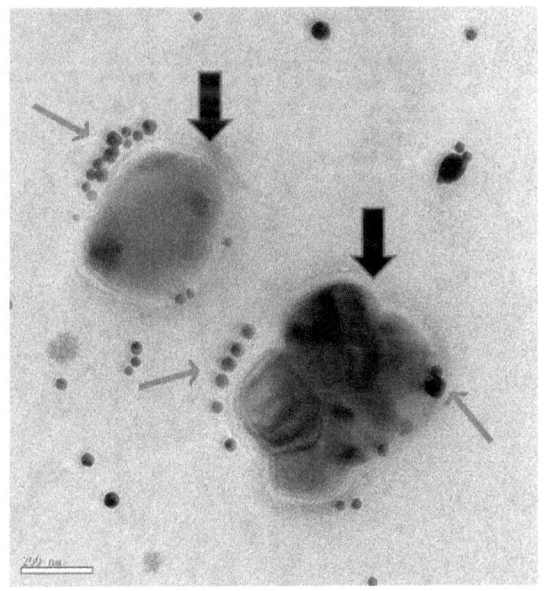

Figure 5: image de Tem. Échantillon fécale après 7 jours de culture. Particule de virus SARS-CoV-2 et bactérie (microplasma?). Le virus est visible (flèche rouge) pendant qu'il attaque les bactéries (flèche grande). Image obtenue par JCR. Dr. C. Brogna- Craniomed Group. Tous les droits sont réservés.

Figure 5: TEM image. Faecal sample during 7 days of culture. SARS-CoV-2 virus and bacteria (mycoplasma?). There are visible the viruses (red arrow) interacting with the bacteria (big arrow). Dr. C. Brogna- Craniomed Group. All rights reserved.

Figure 5: TEM image. Faecal sample during 7 days of culture. SARS-CoV-2 virus and bacteria (mycoplasma?). There are visible the viruses (thin arrows) interacting with the bacteria (big arrow). Dr. C. Brogna- Craniomed Group. All rights reserved.

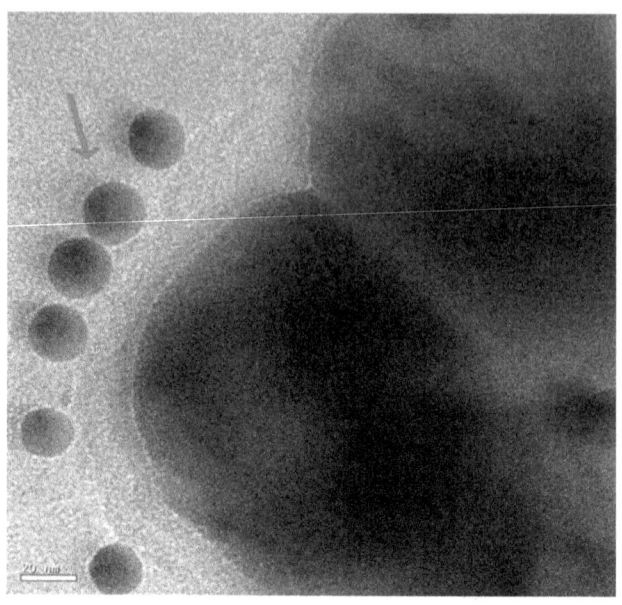

Figure 6: image de Tem. Échantillon fécale après 7 jours de culture. Particule de virus SARS-CoV-2 et des bactéries aggrandie avec les détails de la figure 11. Dr. C. Brogna- Craniomed Group. Tous les droits sont réservés.

Figure 6: TEM image. Faecal sample during 7 days of culture. SARS-CoV-2 virus and bacterium. Enlarged detail of the figure 5. Dr. C. Brogna- Craniomed Group. All rights reserved.

L'analyse.

Il existe une possibilité concrète que la symptômatologie du COVID-19 doit être attribuée à une sorte "d'empoisonement" ou "intoxication".

Cette affirmation peut sembler dure, cependant dans les échantillons de plasma et d'urine de tous les patients symptômatiques pris en examen, on a trouvé des protéines semblables à celles qui sont présentes dans certains poisons typiques de certaines espèces animales (ces mêmes protéines sont absentes dans les échantillons prélevés chez les patients sains).

Une fois infectées par le SARS-COV-2, les bactéries normales intestinales commencent à synthétiser les protéines à travers un mécanisme d'intoxication:

- **conotoxines**, ce sont de puissantes neurotoxines produites par les escargots coniques des zones tropicales et sub-tropicales, capables de renforcer l'activité du système nerveux parasympathique autant que les médicaments tonifiants (par ex. Les médicaments anti-hypertenseurs);

- **Phospholipase A2**, c'est une protéine qui provoque une série d'évènements biochimiques qui aboutit à une augmentation de la coagulation sanguine (Thrombose A2) et à une forte constriction bronchique

(Leucotriène). Ces deux effets sont renforcés par les médicaments anti-inflammatoires (acide acétylsalilylique, Ibuprofene etc).

- **La protéine qui active la prothrombine,** c'est une protéine qui stimule les évènements de la dernière phase de la série de coagulation et engendre une augmentation de la coagulation déterminant ainsi ce que relèvent les données cliniques recueillies par de nombreux experts du secteur: les micro-embolies présentes chez les malades COVID-19.

- **Beaucoup d'autres protéines similaires aux:** Phosphodiestérase; proteinase; zinc-métal; serin-protéase; bradykinine, etc[6]. (pour plus d'informations, voir les travaux de C. Brogna and Others, 'Detection of Toxin-like Peptides in Plasma and Urine Samples from COVID-19 Patients', 2020 <https://doi.org/10.5281/zenodo.4139341).

Déterminer d'une part et de façon précise quelles sont les bactéries de la flore intestinale que le virus réussit à infecter et à utiliser dans la production de ces toxines et de l'autre, déchiffrer exactement la structure de ces dernières, signifie pouvoir traiter directement les symptômes de la maladie. Cela

---

[6] Cfr. pour majeures informations: C. Brogna and others, 'Detection of Toxin-like Peptides in Plasma and Urine Samples from COVID-19 Patients', 2020 <https://doi.org/10.5281/zenodo.4139341).

est aussi important qu'avoir un vaccin efficace et probablement plus simple et plus économique à réaliser.

La découverte du rôle des bactéries dans la réplication du virus, en oûtre, change non seulement l'approche thérapeutique, mais aussi celui épidémiologique de la maladie, puisqu'on relève dans les selles des patients la présence active du SARS-CoV-2 encore capable d'infecter et de se répliquer.

Cela signifie que la contagiosité d'un patient, déclaré sain par la négativité à un tampon naso-pharyngé, en réalité, est encore en cours et peut se produire par voie oro-fécale, c'est-à-dire par contact direct avec des surfaces infectées.

La négativité du tampon oro-nasal n'est pas nécessairement un indice sûr et certain de non-contagiosité, étant donné que le virus peut avoir une réserve occulte dans l'intestin.

La découverte de ces réserves intestinales du virus présuppose que les bactéries modifieront le virus, engendrant plusieurs mutations, **appelées aussi "Editing" (Modèle CRISP),** pour ne pas être dépourvues à la prochaine attaque, provoquant ainsi un chaôs dans l'espèce hospitante: l'homme. Ces conséquences donnent lieu à divers scénarios.

La discussion

Avoir à disposition un vaccin efficace contre le COVID-19 est ou serait une grande conquête. Cependant, se munir d'un bouclier protectif capable de repousser la menace, sans pour autant avoir compris en quoi consiste la menace et quels sont les mécanismes grâce auxquels la menace provoque des difficultés aussi sérieuses, ne représente absolument pas la fin de la guerre, parceque les boucliers peuvent présenter des "défauts de fabrication".

C'est pour cette raison que les découvertes illustrées jusqu'à maintenant et les implications thérapeutiques qui les accompagnent ne peuvent avoir qu'une importance plus ou moins semblable à celle della réalisation d'un vaccin performant.

Certainement, il est beaucoup plus rassurant savoir que l'on dispose d'un plan B au cas où le bouclier ne devait pas fonctionner.

À la lumière des observations faites, nous pouvons brièvement souligner que:

- la maladie doit être soignée avant tout comme un **syndrome d'intoxication,** et par conséquent il faut neutraliser les toxines qui sont la cause de la symptomatologie du COVID-19 avec des **antidotes.** Pour ce faire, la collaboration des laboratoires hyperspécialisés est nécessaire non seulement pour la décodification exacte de la structure de ces protéines toxiques, mais aussi pour la synthèse des antidotes sur mesure capables de "menotter" et de désactiver ces toxines.

- En association avec les **antidotes** qui désactivent les toxines déjà produites et en circulation, il faudrait chercher à bloquer la production des toxines. Pour cela, il faudrait "congeler" temporairement toutes les bactéries de la flore intestinale infectées per le SARS-CoV-2 et qui synthétisent ces protéines, en utilisant sur la base de critères déterminés des médicaments **antibiotiques** bactéricides. A cet effet, l'administration précoce des antibiotiques azithromycine, vancomycine et metronidazole a démontré leur capacité de bloquer aussi bien la réplication virale que la synthèse des toxines *in vitro*. Bien que l'amoxicilline soit en mesure de bloquer la réplication du virus, toutefois, elle n'arrête pas la synthèse des toxines. À la thérapie antibiotique, il faut associer une **thérapie probiotique adjuvant**.

- Les effets cliniques positifs de la thérapie antibiotique (normalement non indiquée pour le traitement d'une infection d'origine virale) confirment ultérieurement le rôle central des bactéries de la flore intestinale dans la genèse des manifestations cliniques du COVID-19. De même, l'efficacité empiriquement attestée du **dexaméthasone** contre la symptomatologie du COVID-19 s'explique par le fait qu'il est capable d'inhiber les phospholipases A2, une des protéines-toxines trouvées chez les patients infectés et capables d'activer une série d'évènements biochimiques à la base du tableau clinique du COVID-19.

- De façon particulière chez les patients COVID-19 positifs et symptomatiques, avec un état de santé déjà compromis (les patients avec pathologies cardiovasculaires, par exemple), il faudrait faire très attention et éviter l'administration de médicaments qui pourraient détériorer la condition pathologique de base (la pathologie cardiovasculaire). L'administration des inhibiteurs de la Cyclooxygenase-1 (COX-1), c-à-d de l'acide acétylsalicylique, Ibuprofène, etc, est à éviter parcequ'ils renforcent la production de:

- **Thromboxane A2**, dont les effets consistant dans la constriction des vaisseaux sanguins et l'aggrégation des Thrombocytes, font dramatiquement empirer le tableau clinique des patients COVID positifs et symptomatiques, à travers des désordres cardiovasculaires déjà en acte, générant thrombocytes et ischémie.

- **Leucotriènes**, à travers l'hyperactivation des lipoxygenases, dont les effets principaux consistent dans l'augmentation de la constriction de la zone bronchique, comportant de ce fait des conséquences fatales, chez les patients souffrant déjà de pathologies liées à l'appareil respiratoire.

SECONDE PARTIE

Les toxines

Il esiste une concrête possibilité que la symptomatologie du COVID-19 doit être attribuée à une sorte "d'intoxication". Dans les échantillons de plasma et d'urine de tous les patients symptomatiques examinés, on a trouvé des protéines-toxines, semblables à celles qui sont présentes dans les poisons typiques de certaines espèces animales, et qui sont synthétisées par la flore intestinale humaine normalement infectée par le bactériophage SARS-CoV-2.

Parmi les nombreuses protéines-toxines repertoriées (fig 7-12), celles qui intéressent le plus sont les suivantes:

- les conotoxines
- les phospholipases A2
- la protéine qui active la Prothrombine,
- Les nombreuses autres protéines, semblables aux phosphodiestérases, aux proteinases; au zinc-métal; serin-protéase; bradykinine etc[7].

---

[7] Brogna and others. 'Detection of Toxin-like Peptides in Plasma and Urine Samples from COVID-19 Patients', 2020 <https://doi.org/10.5281/zenodo.4139341>.

LES CONOTOXINES

Les conotoxines sont de puissantes neurotoxines produites par les escargots coniques des zones tropicales et sub-tropicales, capables de renforcer l'activité du système nerveux parasympathique grâce à leur relation avec les cholinestérases. Les nombreuses et complexes contoxines-cholinestérases qui se forment, peuvent avoir diverses activités biologiques. Cependant, il convient d'affirmer, à ce point de la discussion que dans la pathogenèse des manifestations cliniques dues au COVID-19, le dysfonctionnnement du système cholinergique joue un rôle clef.**L'acétylcholine (ACh)** est un des neurotransmetteurs les mieux caractérisés. Son rôle centrale dans les zones cholinergiques et dans les synapses du **système nerveux central (SNC)** et **périphérique (SNP)** est bien connu. L'acétylcholine a été la première molécule identifiée comme neurotransmetteur et semble aussi être philogénétiquement la molécule de signalisation plus antique. En effet, l'ACh a été relevée dans les bactéries, les protozoaires, les champignons, les algues et les plantes primitives, comme ultérieure preuve que le système cholinergique était largement présent dans les organismes vivants avant son apparition dans le système nerveux. Le **système nerveux autonome (SNA)** fait partie intégrante de l'histoire du règne animal. Le SNA détermine les réactions et les rythmes de bio-organisation des fonctions vitales et cognitives. Avoir, donc, observé l'hyposmie ou la dysgueusie chez les malades COVID-19, a été une chance dans la malchance. Il a permis de comprendre, de deviner que quelque chose ne fonctionnait pas dans notre système nerveux autonome et que le système cholinergique y était impliqué. D'ailleurs, certaines observations viennent également d'autres chercheurs[9,10].

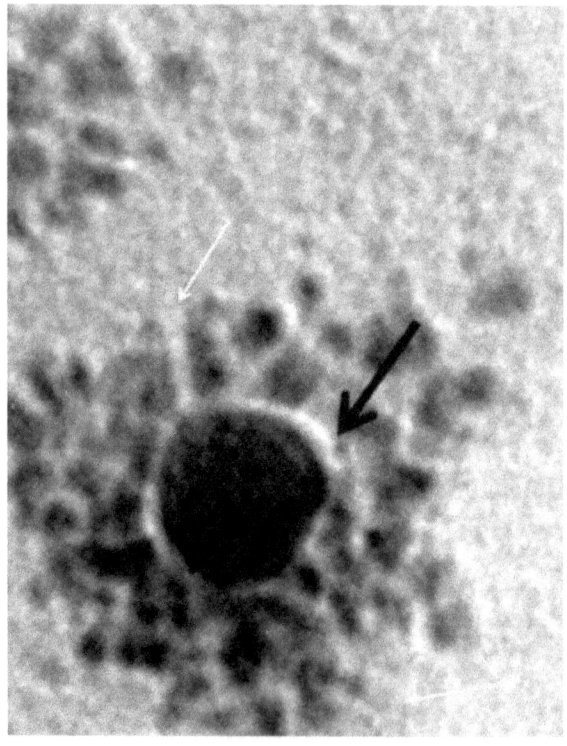

Figure 7: Image de Tem. L'échantillon fécal après 7 jours de culture. Particule du virus SARS-CoV-2. Sa couronne est visible (flèche noire) les protéines / toxines (flèche jaune autour de la courone). Image obtenue par JCR. Dr. C. Brogna- Craniomed Group. Tous less droitont s réservés.

Figure 7: TEM image. Faecal sample during 7 days of culture. SARS-CoV-2 virus. It is visible its corona (black arrow) and the proteins/toxins (yellow arrow around it). Dr. C. Brogna- Craniomed Group. All rights reserved.

Figure 7: TEM image. Faecal sample during 7 days of culture. SARS-CoV-2 virus. It is visible its corona (black arrow) and the proteins/toxins (thin arrows) around it. Dr. C. Brogna- Craniomed Group. All rights reserved.

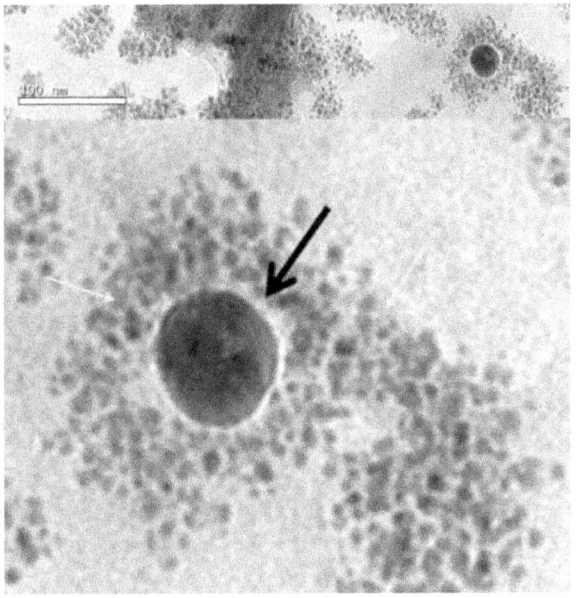

Figure 8: Image de Tem. L'échantillon fécal après 7 jours de culture. Photo aggrandie d'une particule du virus SARS-Cov-2. Sa couronne est visible (flèche noire), les protéines / toxines (flèche

jaune autour de la couronne). Image obtenue par JCR. Dr. C. Brogna- Craniomed Group. Tous les droits sont réservés.

Figure 8: TEM image. Faecal sample during 7 days of culture. Enlarge photo of SARS-CoV-2. It is visible its corona (black arrow) and the proteins/toxins (yellow arrow) around it. Dr. C. Brogna- Craniomed Group. All rights reserved.

Figure 8: TEM image. Faecal sample during 7 days of culture. Enlarge photo of SARS-CoV-2. It is visible its corona (black arrow) and the proteins/toxins (thin arrows) around it. Dr. C. Brogna- Craniomed Group. All rights reserved.

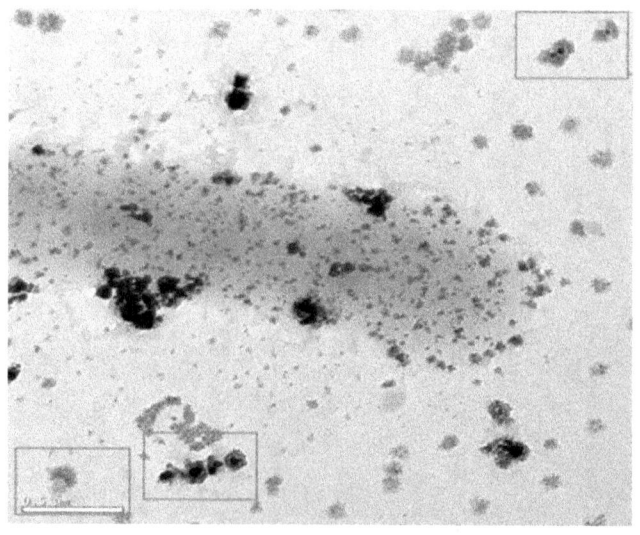

Figure 9: Image de Tem. L'échantillon fécal après 7 jours de culture. Particules du virus SARS-CoV-2 de forme rectangulaire. Dr. C. Brogna- Craniomed Group. Tous les droits sont réservés.

Figure 9: TEM image. Faecal sample after 7 days of culture. In rectangular zone, SARS-CoV-2 virus. Dr. C. Brogna- Craniomed Group. All rights reserved.

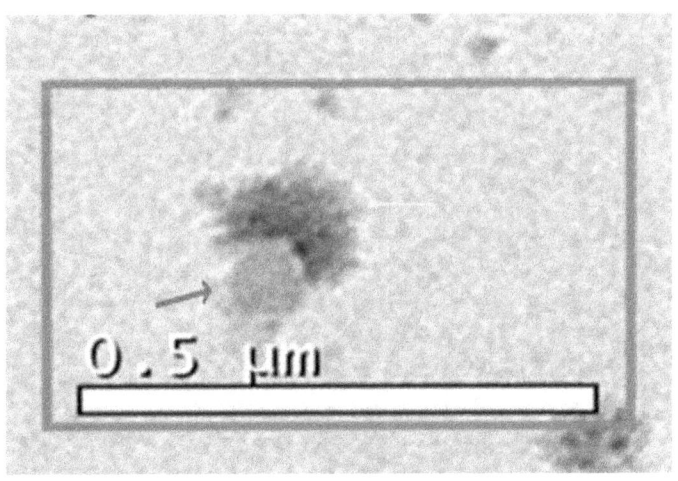

Figure 10: image de Tem. SARS-CoV 2 (flèche rouge) et toxines (flèche jaune) dans une culture de bactéries et virus obtenue à partir d'un échantillon fécal. Dr. C. Brogna- Craniomed Group. Tous les droits sont réservés.

Figure 10: TEM image. SARS-CoV-2 (red arrow) and toxins (yellow arrow) in culture of bacteria and virus obtained by faecal sample. Dr. C. Brogna – Craniomed Group. All rights reserved.

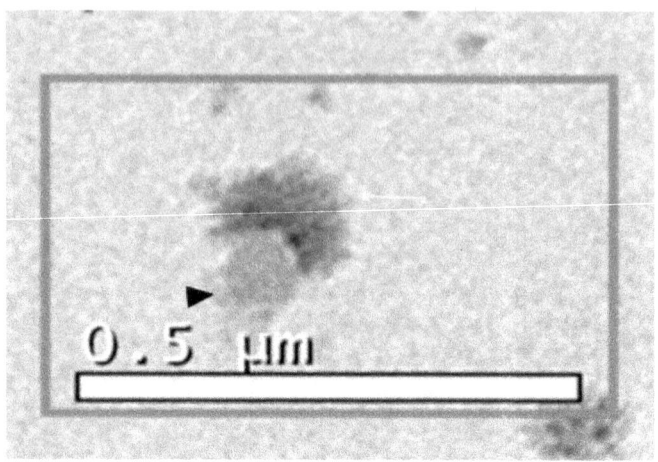

Figure 10: TEM image. SARS-CoV-2 (arrow head) and toxins (thin arrow) in culture of bacteria and virus obtained by faecal sample. C. Brogna – Craniomed Group. All rights reserved.

Figura 10: Immagine al TEM. SARS-CoV-2 (testa di freccia) e tossine (freccia sottile) in colture di batteri e virus ottenuti da campione fecale. C. Brogna - Craniomed Group. Tutti i diritti riservati.

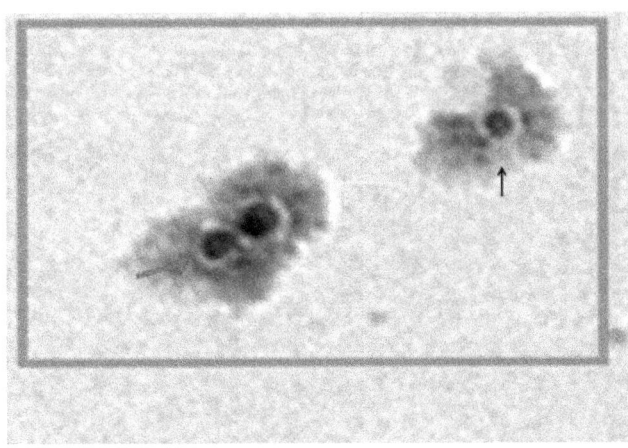

Figure 11: TEM image. SARS-CoV-2 (arrowhead) and toxins (thin arrow) in culture of bacteria and virus obtained by faecal sample. The typical "corona" is around the virus (black arrow). Dr. C. Brogna - Craniomed Group. All rights reserved.

Figura 11: Immagine al TEM. SARS-CoV-2 (testa di freccia) e tossine (freccia sottile) in colture di batteri e virus ottenuti da campione fecale. La tipica "corona" è intorno alle particelle del virus (freccia nera). Dr. C. Brogna - Craniomed Group. Tutti i diritti riservati.

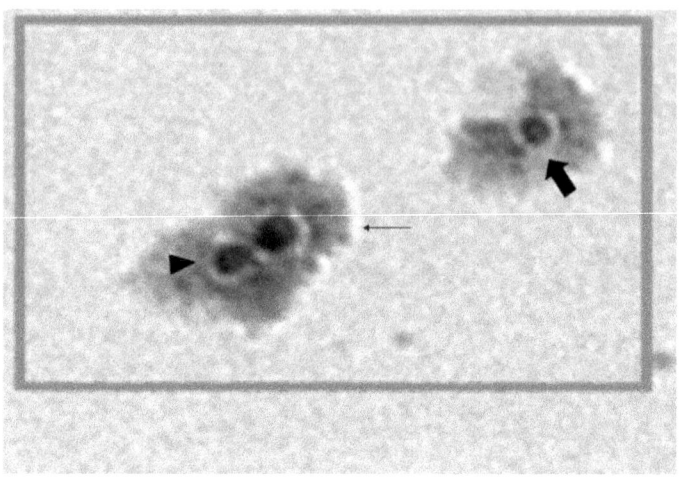

Figure 11: image Tem. SARS-CoV-2 (flèche rouge) et toxine (flèche jaune) dans une culture de bactéries et de virus obtenue à partir d'un échantillon fécal. La typique couronne entoure les particules du virus (flèche noire). Dr. C. Brogna- Craniomed Group. Tous les droits sont réservés.

Figure 11: TEM image. SARS-CoV-2 (red arrow) and toxins (yellow arrow) in culture of bacteria and virus obtained by faecal sample. The typical "corona" is around the virus (black arrow). Dr. C. Brogna - Craniomed Group. All rights reserved.

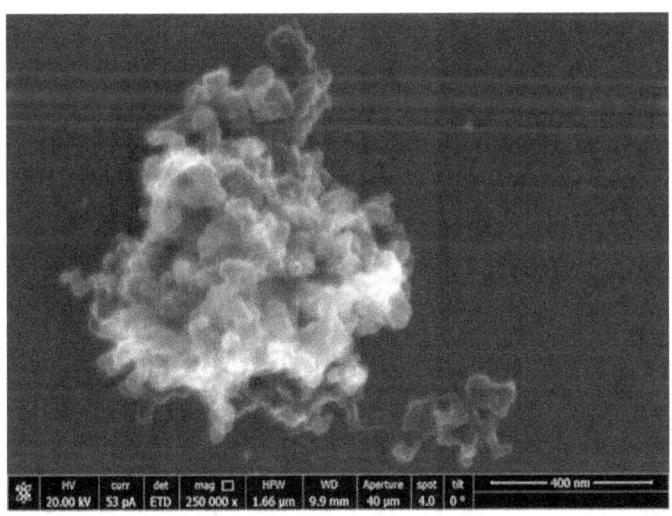

Figure 12: Image de Sem. Forme ultrastrutturale d'une protéine/toxine dans un échantillon fécal avec la présence du SARS-CoV-2. Dr. C. Brogna- Craniomed Group. Tous les droits sont réservés.

Figure 12: SEM image. Ultra structural form of a protein/toxin in the faecal sample with SARS-CoV-2 presence. Dr. C. Brogna - Craniomed Group. All rights reserved.

LES CHOLINESTÉRASES

Les cholinestérases sont la cible des toxines présentes dans de nombreux poisons animaux.

Parmi celles-ci, les acétyl-cholinestérase et, en particulier, les butyril-cholinestérase (pseudocholinestérase) sont la cible des toxines produites par les serpents Naja Atra et Bungarus m. e f. et les cone-snail (escargots de mer), qui en inhibent la fonction.

Le titre sanguin des cholinestérases, déjà indicateur de la fonction hépatique, peut donc révéler ou confirmer une intoxication. La durée de la symptomatologie est déterminée en grande partie par les caractéristiques du complexe toxique, telles que: la liposolubilité; la nécessité ou non d'une activation métabolique; la stabilité du complexe toxine-aChE.[8]

La pathogénèse des effets toxiques médiée par les conotoxines ou mieux par toutes les molécules qui clivent les acétylcholinestérases est liée en partie à l'augmentation excessive d'Ach, non catabolisé par certains complexes toxine-acétyl-cholinestérases et en partie au blocage des récepteurs nicotiniques dû au complexe toxine-acétyl-cholinestérase (action antagoniste nicotinique).

---

[8] Brogna. Brogna, C. The Covid-19 Virus Double Pathogenic Mechanism. A New Perspective. Preprints 2020, 2020040165 (doi: 10.20944/preprints202004.0165.v2).Here you can find all the referencees.

<Dans le premier cas, les manifestations toxiques sont la conséquence de l'augmentation de l'action de l'acétylcholine sur les récepteurs muscariniques de type M2 et M3[9]. L'occupation des récepteurs M2 par les titres élevés d'Ach entraîne: la vasodilatation généralisée et la chute rapide de la pression artérielle; effet bradycardique (ralentissement de l'activité cardiaque et réduction de la portée cardiaque), suivi d'une compensation arythmique et tachycardique. Il faut cependant ajouter qu'à ces manifestations peuvent s'associer des altérations du rythme liées: à l'hypoxémie - antagonisées par la ventilation pulmonaire assistée; à l'action directe sur les centres vasomoteurs et sur d'autres centres cardiovasculaires de la moelle osseuse allongée, qui aggrave l'hypotension, les fibrillations et la tachycardie qui en résultent. L'occupation des récepteurs M3 par les titres élevés d'Ach entraîne: hypersécrétion des muqueuses bronchiques, avec vasoconstriction; augmentation de la motilité gastro-intestinale. Certaines toxines ont également des propriétés similaires aux agonistes du récepteur nicotinique. En particulier, au niveau des jonctions neuromusculaires, l'action agoniste nicotinique se manifeste par: la fatigue musculaire et la faiblesse générale; les contractions involontaires et les fasciculations. De façon particulière, l'asthénie jusqu'à la paralysie du diaphragme et des muscles intercostals, ajoutée aux effets muscariniques et nicotiniques sur le SNC

---

[9] 'Goodman & Gilman's: The Pharmacological Basis of Therapeutics, 13e Access Medicine McGraw-Hill Medical' <https://accessmedicine.mhmedical.com/book.aspx?bookID=2189> [accessed 27 December 2020].

(laryngospasme, bronchoconstriction, hypersécrétion bronchique, qui contribuent tous à la compromission respiratoire), provoquent des manifestations cliniques allant de la sensation de constriction à la poitrine à la dyspnée, jusqu'à l'apnée prolongée et à la dépression respiratoire. D'autres effets sur le SNC sont l'état confusionnel, l'ataxie, la confusion verbale, la perte de réflexes, la respiration Cheyne-Stokes, les convulsions, le coma et la paralysie respiratoire. Les symptômes oculaires, qui peuvent également être liés à l'exposition locale à l'aérosol toxique, sont le myosis, la douleur oculaire, la congestion conjonctive, la réduction de la vue, le spasme ciliaire et la douleur aux sourcils. Cependant, suite à l'absorption systémique aiguë, le myosis ne se manifeste pas en raison d'une puissante décharge sympathique en réponse à l'hypotension. En cas de fortes doses de toxines, le tableau clinique peut être violent, avec une salivation extrême, une excrétion involontaire de selles et d'urine, de la transpiration, du larmoiement, de la bradycardie, de l'hypotension, arythmie et arrêt cardio-vasculaire. Enfin, parmi les symptômes non spécifiques, qui incluent nausées, vomissements, crampes abdominales et diarrhée, il faut souligner l'anosmie et la dysgueusie>[10].

Le dysfonctionnement olfactif, en particulier, est un signe préclinique précoce de la maladie de Parkinson (souvent des années plus tôt) et reste le seul symptôme avant le diagnostic

---

[10] 'Goodman & Gilman's: The Pharmacological Basis of Therapeutics, 13e | AccessMedicine | McGraw-Hill Medical'.

de la maladie avérée, qui se vérifie lorsque plus de 80% des neurones Gabaergici sont perdus[11]. Il faut se rappeler que ces voies neuronales ne passent pas par les noyaux thalamiques mais touchent directement le complexe hippocampe/amygdale. Dans tous les troubles associés à un déficit cholinergique présynaptique cortical reflété par une perte prolongée de choline acétyl-transférase (maladie d'Alzheimer, maladie de Parkinson et syndrome de Down) il y a une réduction substantielle du récepteur de liaison de la nicotine. En revanche, les réductions des deux sous-types de muscarine (M1 et M2) sont modérées dans la maladie d'Alzheimer, et significativement augmentées (apparemment non pas en relation avec le traitement pharmacologique anticholinergique) dans la maladie de Parkinson et en cas de démence, mais non pas dans les cas sans démence[12].

---

[11] Michelle E. Fullard, James F. Morley, and John E. Duda, 'Olfactory Dysfunction as an Early Biomarker in Parkinson's Disease', *Neuroscience Bulletin*, 33.5 (2017), 515–25 <https://doi.org/10.1007/s12264-017-0170-x>.

[12] E.K. Perry and others, 'Cholinergic Receptors in Cognitive Disorders', *Canadian Journal of Neurological Sciences / Journal Canadien Des Sciences Neurologiques*, 13.S4 (1986), 521–27 <https://doi.org/10.1017/S0317167100037240>.

LES PHOSPHOLIPASES

Les phospholipases A2 (PLA2) sont parmi les protéines les plus abondantes dans le venin de serpent. Ils ont une activité pharmacologique toxique à large spectre en plus d'être des hydrolase[13]. John B. Harris et al. décrivent comme principaux types de PLA2": les sécrétions PLA2 (sPLA2); les PLA2 cytosoliques (cPLA2); les PLA2 indépendantes du calcium (iPLA2); le facteur d'activation plaquettaire (PAF); acétylidrolase / lipoprotéine lipidique oxydée PLA2 (Lppla2); la graisse PLA2 (Adpla2s); la lysosomale PLA2 (Lpla2s). La PLA2 induit la réponse inflammatoire en stimulant la libération de médiateurs tels que; IL-1β, IL-6, IL-8, TNF-α, MIP-1α, NO, histamine, sérotonine, PAF, bradykinine, PGE2, TXA2, LTB4, RANTES et anaphylaxines (C3 et C5)[14]. La PLA2, en médiant l'hydrolyse des glycérophospolipides, détermine la libération d'acides gras et leur production de lysophospholilipides[15]. L'utilité démontrée de la dexaméthasone dans la lutte contre le développement des symptômes du Covid-19 réside dans le fait que ce médicament inhibe : la PLA2; la synthèse des prostaglandines et des leucotriènes, agissant au niveau de la

---

[13] Raoudha Zouari-Kessentini and others, 'Antitumoral Potential of Tunisian Snake Venoms Secreted Phospholipases A2', *BioMed Research International*, 2013 (2013) <https://doi.org/10.1155/2013/391389>.

[14] Catarina Teixeira and others, 'Inflammation Induced by Platelet-Activating Viperid Snake Venoms: Perspectives on Thromboinflammation', *Frontiers in Immunology*, 10 (2019) <https://doi.org/10.3389/fimmu.2019.02082>.

[15] John B. Harris and Tracey Scott-Davey, 'Secreted Phospholipases A2 of Snake Venoms: Effects on the Peripheral Neuromuscular System with Comments on the Role of Phospholipases A2 in Disorders of the CNS and Their Uses in Industry', *Toxins*, 5.12 (2013), 2533–71 <https://doi.org/10.3390/toxins5122533>.

cycloxygénase/isomérase PGE; les cytokines IL1, IL2, IL3, Il6, TNF-alfa, GM-CSF, l'interféron; le facteur de croissance épidermique (EGF), stimulé par cPLA2 ; la libération d'AA en bloquant le recrutement de Grb2 au récepteur EGF activé (EGF-R) à travers un mécanisme indépendant de la transcription (actinomycine-insensible)[16].

Comme mentionné, le PLA2, en médiant l'hydrolyse des glycérophospholipides, entraîne la libération d'acides gras et la production connexe de lysophospholipides.

<L'acide arachidonique (AA) est généré par les phospholipides de membrane à la suite de leur activation. Les prostaglandines sont générées par la cyclooxygénase 1 (COX1). L'enzyme thromboxane synthétase est généré ensemble avec la thromboxane A2 (TXA2), qui est un puissant agrégateur plaquettaire. L'inhibition de la COX1 conduit à une augmentation de la voie de la lipoxygénase avec une augmentation des produits leucotriènes finaux (LB4, LC4, LD4, LE4, LF4). La PGE est un puissant vasodilatateur. Dans tous les districts humains la PGE provoque à la fois la vasodilatation et la vasoconstriction, mais dans la circulation pulmonaire cela provoque seulement la vasoconstriction. La portée cardiaque augmente de PGE et PGF. Le thromboxane

[16] Jamie D Croxtall, Qam Choudhury, and Rod J Flower, 'Glucocorticoids Act within Minutes to Inhibit Recruitment of Signalling Factors to Activated EGF Receptors through a Receptor-Dependent, Transcription-Independent Mechanism', *British Journal of Pharmacology*, 130.2 (2000), 289–98 <https://doi.org/10.1038/sj.bjp.0703272>.

A2 est une molécule de vasoconstriction et provoque l'agrégation plaquettaire, diminue le flux sanguin rénal et sa filtration>[17].

Le blocage de l'enzyme thromboxane synthétase par Dazoxiben et Pirmagrel conduit à une augmentation de la synthèse des prostaglandines à travers les isomérases (PGD2, Pgf2alfa, PGE2) et la prostacycline synthétase (PGI2, PGF1 alfa)[18].

<Les LTC4 et LTD4 qui sont mille fois plus puissants que l'histamine, agissent sur les muscles lisses des voies respiratoires périphériques provoquant une bronchoconstriction >[19].

L'activation constitutionnelle de la voie de l'acide arachidonique par des toxines, en particulier la phospholipase, produites par les bactéries, attaquées par le virus, conduit à réfléchir et à éviter d'administrer aux patients des antiinflammatoires Fans inhibiteurs de la cycloxygénase 1 (anti COX-1). Parmi ceux-ci, on peut citer: le paracetamol, l'Ibuprofène, le nimesulide, etc.

---

[17] 'Goodman & Gilman's: The Pharmacological Basis of Therapeutics, 13e | AccessMedicine | McGraw-Hill Medical'.

[18] G. I. Fiddler and P. Lumley, 'Preliminary Clinical Studies with Thromboxane Synthase Inhibitors and Thromboxane Receptor Blockers. A Review', *Circulation*, 81.1 Suppl (1990), I69-78; discussion I79-80.

[19] 'Goodman & Gilman's: The Pharmacological Basis of Therapeutics, 13e | AccessMedicine | McGraw-Hill Medical'.

ANTIBIOTIQUES

Entre le 14ème jour et le 21ème jour des cultures bactéries-virus in vitro, un antibiogramme a été exécuté pour voir quelles molécules antibiotiques empêchaient à la fois la réplication virale et la production de l'étourdissement de toxines[20]. Les données ont rapporté qu'après trois jours, l'azithromycine, le métronidazole et la vancomycine ont arrêté la réplication virale et la production de toxines par des bactéries, tandis que l'amoxicilline éteignait la réplication virale, mais permettait encore la libération de quelques toxines moins nombreuses par rapport aux premières. Toutefois, parmi les toxines produites il n'y avait pas les conotoxines et les phospholipases A2. D'autres antibiotiques réduisent légèrement la réplication virale et certains même l'amplifient, comme la lévofloxacine, suggérant que certaines espèces bactériennes diminuées par celle-ci combattent le virus. Ces tests, répétés à plusieurs reprises, ont suggéré que les bactéries ont leur propre mécanisme de défense quand elles sont agressées par de nouveaux pathogènes et que, malheureusement, leur produit, les protéines toxiques, activées pour lutter contre le virus, ont des répercussions sur nos organes cibles, sur nos récepteurs en déterminant le grave tableau clinique du malade COVID-19.

---

[20] Petrillo and others. 'Increase of SARS-CoV-2 RNA Load in Faecal Samples Prompts for Rethinking of SARS-CoV-2 Biology and COVID-19 Epidemiology', 2020 <https://doi.org/10.5281/zenodo.4088208>

Stades pathogénétiques.

La voie de transmission du bactériophage SARS-CoV-2 est double:
1.   Orale et fecale
2.   Respiratoire
Les muqueuses qui peuvent être colonisées par le virus
1.   Orales
2.   Rhino-Pharyngiennes
3.   Respiratoires
4.   Intestinales
5.   Anales
6.   Les muqueuses de l'appareil reproductif

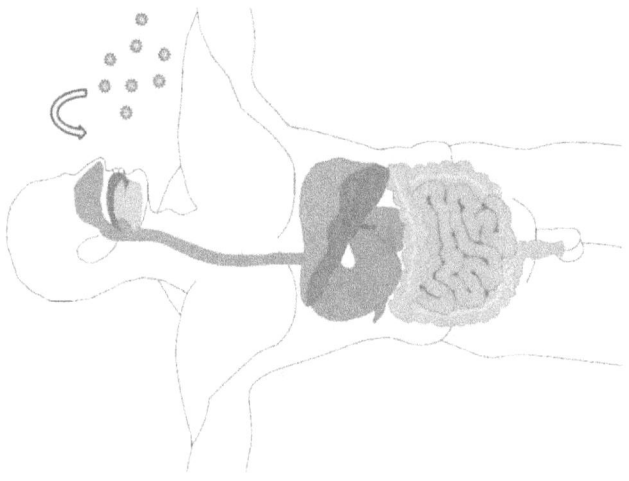

Figure 13 : Premier stades : l'attaque du virus aux bactéries des muqueuses. Dr. C. Brogna- Craniomed Group. Tous droits réservés.

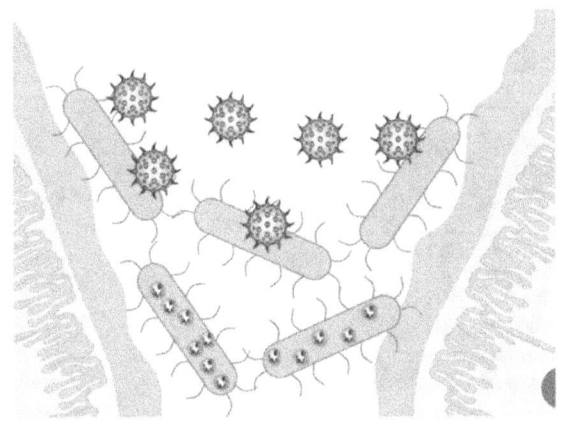

Figure 14 : Deuxième stades : production de la cascade de toxines par les bactéries. Dr. C. Brogna- Craniomed Group. Tous droits réservés.

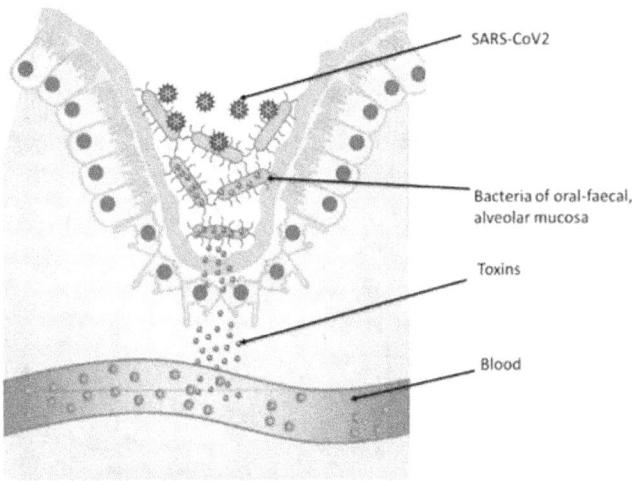

Figure 15 : Troisième stades : Libération et circulation des toxines produites. Dr. C. Brogna- Craniomed Group. Tous droits réservés.

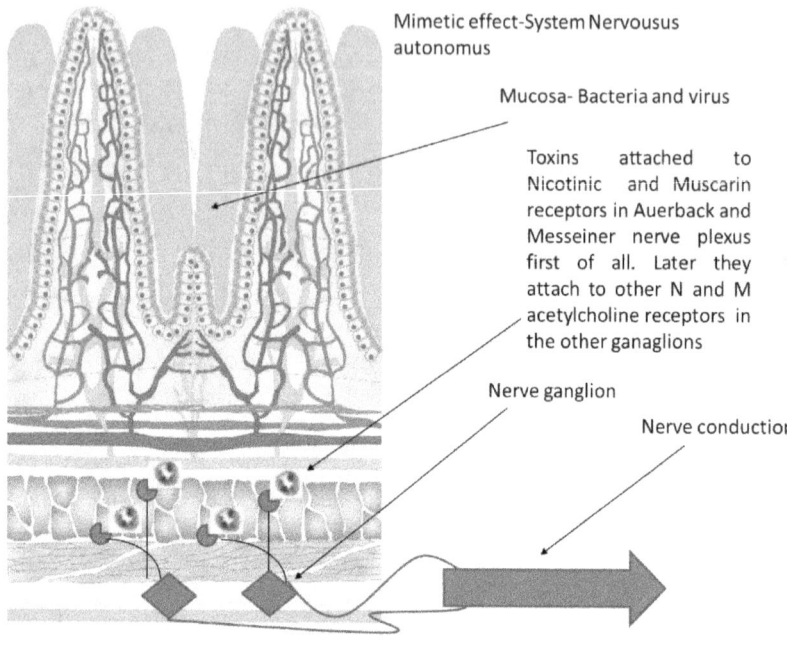

Mimetic effect-System Nervousus autonomus

Mucosa- Bacteria and virus

Toxins attached to Nicotinic and Muscarin receptors in Auerback and Messeiner nerve plexus first of all. Later they attach to other N and M acetylcholine receptors in the other ganaglions

Nerve ganglion

Nerve conduction

Figure 16: Quatrième stades: certaines toxines attaquent le système nerveux autonome entérique (plexus d'Auerbach et de Meissner, sympathique et parasympathique)[21]. En même temps, ils attaquent les ganglions du système nerveux autonome Dr. C. Brogna-Craniomed Group. Tous droits réservés.

---

[21] Brogna and others.

Les toxines se lient à nos molécules, comme les acétyl-cholinestérase, afin de renforcer les effets de l'acétylcholine sur les récepteurs nicotiniques et muscariniques. Les neurones préganglionnaires aussi bien parasympathiques que sympathiques sont cholinergiques et la transmission ganglionnaire se produit grâce à des récepteurs de type nicotinique (bien que les cellules postganglionnaires présentent également des récepteurs musculaires de type excitatoire). Les neurones postganglionnaires parasympathiques sont cholinergiques et agissent sur les récepteurs muscariniques présents dans les organes cibles. Les neurones postganglionnaires sympathiques sont essentiellement noradrénergiques, à de rares exceptions près où ils sont cholinergiques (par ex. glandes sudoripares).

Note: Les patients qui ont été traités (avec leur volontaire consentement) avec l'azithromycine o l'amoxicilline et les probiotiques (parmi ceux testés, on trouve le lactoabacillus reuteri et le Bacillus clausii) au "temps zéro", tout en évitant l'usage des antiinflammatoires non stéroïdiens et les inhibiteurs légers de la cycloxygénase 1 (y compris le paracétamol), ont eu une guérison rapide et une légère symptomatologie initiale.

TROISIÈME PARTIE

Observation ou découverte mytérieuse?

Dans les préparations de culture bactérienne-virus, il est possible d'observer deux phénomènes pour le moins étranges jamais décrits:

1. L'endosquelette interne au SARS-Cov-2 (fig. 2,17-22)
2. La fusion ou la scission des virions ? (fig.18,20-24)

Les images suivantes donnent une idée de la donnée maintenant trouvée et jamais observée avant.

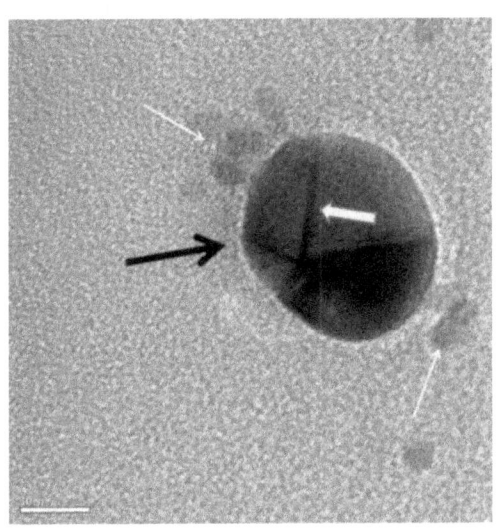

Figure 17: Image de Tem. Échantillon fécal après 7 jours de culture. Particule du virus SARS-Cov-2. On peut voir sa couronne (flèche noire) protéines / toxines (flèche jaune autour d'elle) et le mystérieux "endosquelette" à l'intérieur (flèche blanche). Dr. C. Brogna- Craniomed Group. Tous les droits sont réservés.

Figure 17: TEM Image. Faecal sample after 7 days of culture. SARS-CoV-2 virus. It is visible its "corona" (black arrow), the proteins/toxins (thin arrows) around it and the mysterious "endoskeleton" inside of it (white arrow).. Dr. C. Brogna - Craniomed Group. All rights reserved.

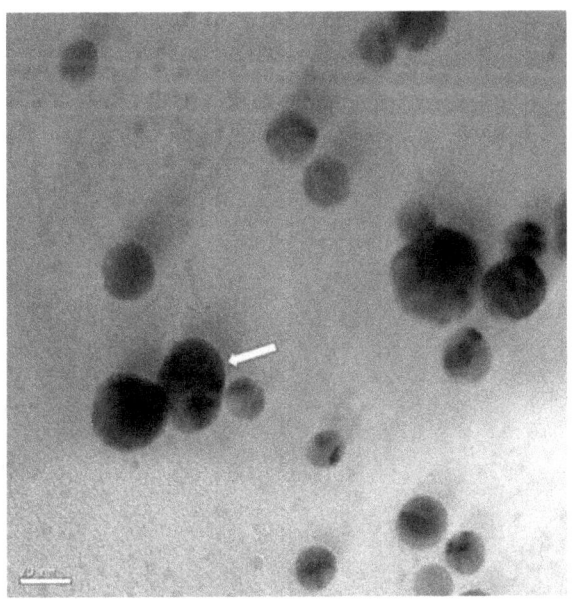

Figure 18: image de Tem. Échantillon fécal après 7 jours de culture. Particule du virus SARS-Cov-2 et paroi externe des bactéries. Le virus est visible (flèche rouge). Il est visible à l'intérieur du mystérieux "endosquelette" (flèche blanche). Les particules du virus sont plus petites que la taille normale et la couronne également. Dr. C. Brogna- Craniomed Group. Tous les droits sont réservés.

Figure 18: TEM image. Faecal sample during 7 days of culture. SARS-CoV-2 virus. It is visible the virus (red arrow) and its mysterious "endoskeleton" (white arrow). The viruses are smaller (50-200 nm) than the normal size described in literature (0,1-0,3 micron). The "corona" also is smaller than usually described. Dr. C. Brogna - Craniomed Group. All rights reserved.

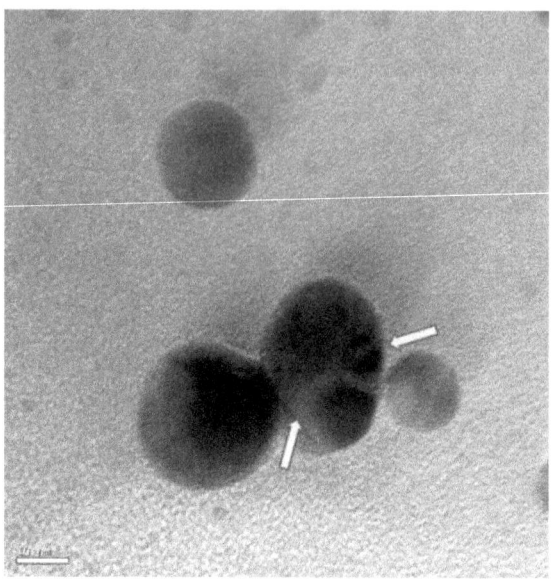

Figure 19: Image de Tem. Échantillon fécal après 7 jours de culture. Particule du virus SARS-Cov-2. Une photo agrandie de la figure 18. Elle est visible à l'intérieur du mystérieux "endosquelette" (flèche blanche). Les particules du virus sont plus petites que la taille normale et la couronne également. Dr. C. Brogna- Craniomed Group. Tous les droits sont réservés.

Figure 19: TEM image. Faecal sample during 7 days of culture. SARS-CoV-2 virus. An enlarged photo of figure 18. It is visible the mysterious "endoskeleton" (white arrows). The viruses are smaller (50-200 nm) than the normal size described in literature (0,1 - 0,3 micron). The "corona" also is smaller than usually described. Dr. C. Brogna – Craniomed Group. All rights reserved.

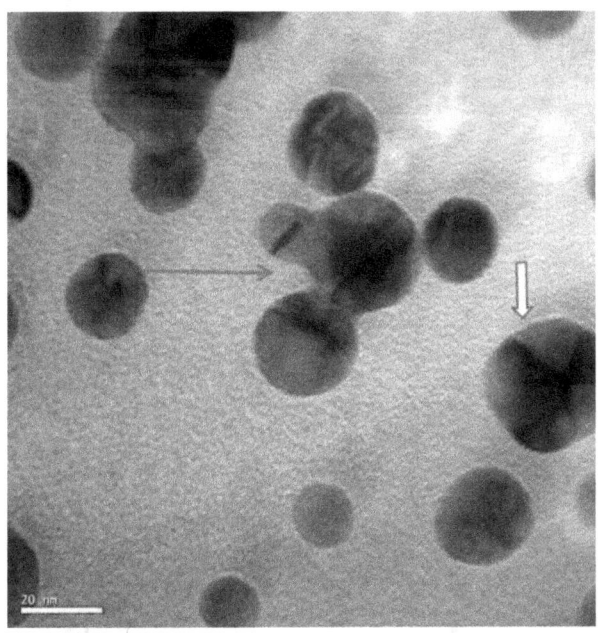

Figure 20: Image de Tem. Échantillon fécal après 7 jours de culture. Particule du virus SARS-Cov-2. Particules du virus SRAS-Cov-2. On peut voir l'étrange "fusion" entre les virus (flèche bleue). Les particules du virus sont plus petites que la taille normale. Le mystérieux "endosquelette" avec flèche blanche. La Couronne est plus petite que la taille normale. C. Brogna-Craniomed Group. Tous les droits sont réservés.

Figure 20: TEM image. Faecal sample during 7 days of culture. SARS-CoV-2 virus. A strange "fusion" between the viruses (blue arrow) is visible. The viruses are smaller (50-200 nm) than the normal size. The mysterious "endoskeleton" is reported by a white arrow. The "corona" is smaller than the normal size.. Dr. C. Brogna - Craniomed Group. All rights reserved.

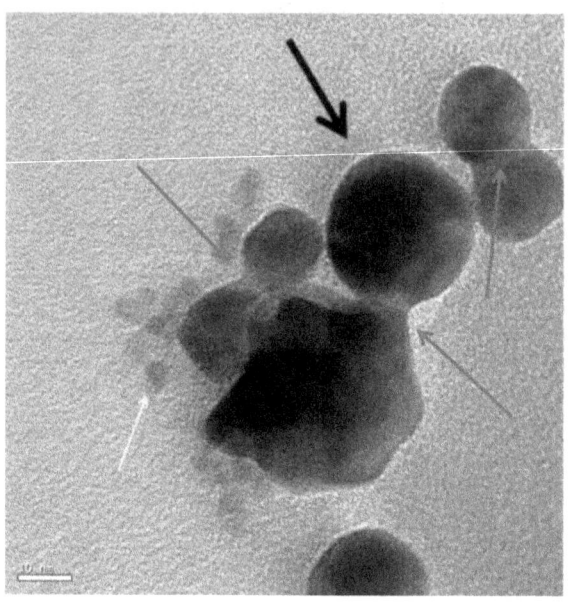

Figure 21: Image de Tem. Échantillon fécal après 7 jours de culture. Particule du virus SARS-Cov-2. Sa couronne est visible (flèche noire), les protéines / toxines (flèche jaune autour d'elle) et l'étrange "fusion" (ou scissions?) parmi les virus (flèche bleue). Dr. C. Brogna- Craniomed Group. Tous les droits sont réservés.

Figure 21: TEM image. Faecal sample during 7 days of culture. SARS-CoV-2 virus. It is visible its "corona", the proteins/toxins (yellow arrow) around it and the strange "fusion" (or scission?) between the viruses (blue arrows). Dr. C. Brogna - Craniomed Group. All rights reserved.

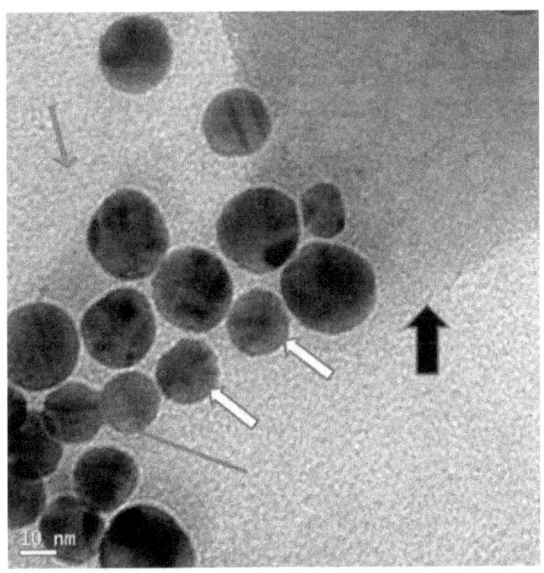

Figure 22: image de Tem. Échantillon fécal après 7 jours de culture. Particule du virus SARS-Cov-2 et paroi externe des bactéries. Le virus est visible (flèche rouge) pendant qu'il attaque les bactéries (flèche grande). Il est visible à l'intérieur du mystérieux "endosquelette" (flèche blanche). Les étranges "fusions" ou agglomérats entre virus (flèche bleue) sont également visibles. Les particules du virus sont plus petites que la taille normale ainsi que la couronne. Dr. C. Brogna- Craniomed Group. Tous les droits sont réservés.

Figure 22: TEM image. Faecal sample during 7 days of culture. SARS-CoV-2 virus and external wall of bacterium. It is visible the virus (red arrow) attacking the bacterium (big arrow). It is visible the mysterious "endoskeleton" (white arrow). Are also visible the strange "fusions" or agglomerations between the viruses (blue arrow). The viruses and their "corona" are smaller (50-200 nm) than the normal size. Dr. C. Brogna - Craniomed Group. All rights reserved.

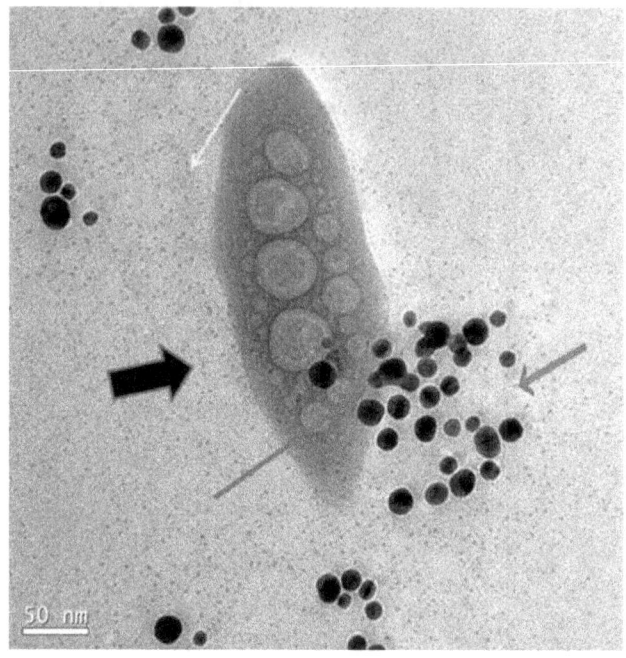

Figure 23: image de Tem. Échantillon fécal après 7 jours de culture. Particule du virus SARS-Cov-2 et paroi externe des bactéries. Le virus est visible (flèche rouge) pendant qu'il attaque les bactéries (flèche grande). Les étranges "fusions" ou agglomérats entre virus (flèche bleue) sont également visibles. Les particules du virus sont plus petites que la taille normale. Dr. C. Brogna- Craniomed Group. Tous les droits sont réservés.

Figure 23: TEM image. Faecal sample during 7 days of culture. SARS-CoV-2 and bacterium. Viruses are visible (red arrow) while attacking the bacteria (big arrow). Are also visible the strange "fusions" or agglomerations between the viruses (blue arrow). The viruses are smaller (50-200 nm) than the normal size. The proteins or toxins are reported by a yellow arrow. Dr. C. Brogna - Craniomed Group. All rights reserved.

.

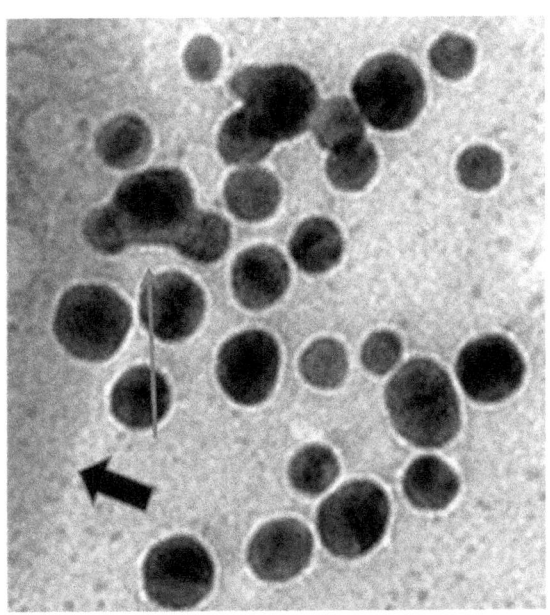

Figure 24: image de Tem. Échantillon fécal après 7 jours de culture. Particule du virus SARS-Cov-2. Une photo agrandie de la figure 16. Dr. C. Brogna- Craniomed Group. Tous les droits sont réservés.

Figure 24: TEM image. Faecal sample during 7 days of culture. SARS-CoV-2 and bacteria. An enlarged photo of figure 23. Dr. C. Brogna - Craniomed Group. All rights reserved.

À la lumière de ce qui a été observé jusqu'à présent, nous devrions peut-être envisager l'hypothèse selon laquelle le SRAS-CoV-2 n'est pas seulement un virus, mais quelque chose de plus complexe.

Lorsque le titre sanguin des neutrophiles augmente, nous devrions penser à une étiopathogénèse bactérienne. Serait-ce un ADNc de coronavirus dans un plasmide artificiel avec la face d'un virus mais le cœur d'une bactérie ?

Ne pourrait-on pas penser, vu sa taille plus petite (50-200 nanomètres) que celles décrites jusqu'à présent par d'autres dans la littérature, qu'il s'agit d'un BCA (chromosome bactérien artificiel) avec une couche de protéines de surface du Coronavirus ?

Certes, on ne peut s'empêcher de considérer, au vu des preuves résultant des expériences décrites, qu'il s'agit également d'un bactériophage.

Considérations.

Pendant trop longtemps, la recherche a limité sa curiosité à l'observation des microorganismes pathogènes et de leur pathogénicité en se concentrant sur la compréhension de leurs liens avec les récepteurs de nos cellules, et en basant les traitements sur l'inhibition de ces liens récepteurs.

Ce n'est qu'à quelques exceptions près, comme le tétanos, le botulisme et la diphtérie, que nous avons compris que le symptôme était lié à la libération des toxines dans la circulation.

La recherche n'est toujours pas en mesure de faire le saut pour commencer à se concentrer sur l'entropie du monde bactérien. Oui, j'ai bien orthographié : "entropie". Dans cette histoire sans fin des sciences, les physiciens ont probablement raison.

Tout système qui consomme de l'énergie produit de l'entropie, et non seulement les êtres multicellulaires, mais aussi les unicellulaires, les bactéries, participent de ce mécanisme.

Chacun d'entre eux, présent dans notre organisme sous forme de commensales, produit des déchets, des déchets protéiques.

Dès notre plus jeune âge, nous sommes formés, immunisés contre ces protéines de déchets, grâce aux anticorps d'origine maternelle d'abord, et individuelle ensuite.

Le problème se pose lorsque des bactéries, suite à une insulte chimique (par exemple, une pollution) ou, comme dans le cas du SRAS-Cov-2, biologique, commencent à produire, comme "déchets" de leur métabolisme, des protéines modifiées ou complètement nouvelles, c'est-à-dire inconnues de notre système immunitaire, qui est donc incapable de les affronter.

C'est pourquoi un traitement visant exclusivement à empêcher le SRAS-CoV-2 de se lier à nos cellules, en ignorant sa nature bactériophagique, ne sera pas suffisant.

Il sera nécessaire de bloquer l'attaque de nos amis les bactéries et aussi d'avoir un antidote contre les toxines qu'ils produisent après l'agression virale.

Les bactéries savent comment se défendre, mais nous ne sommes pas préparés à leurs déchets protéiques toxiques qu'elles laissent sur le champ de bataille.

Ne pas désinfecter continuellement les routes, les transports publics et les lieux publics, avec des protocoles univoques et sans tenir compte du fait que le virus se réplique dans les bactéries, est une lacune qui risque d'être chèrement payée.

Ne pas comprendre que les toxines sont plus efficaces à basse température (printemps, automne et hiver) et qu'elles sont moins actives pendant les périodes chaudes, ne nous permettra pas de comprendre pourquoi le virus a des tendances saisonnières particulières.

Tout d'abord, nous parlons d'un bactériophage (ou peut-être quelque chose de plus - BCA : chromosome artificiel bactérien -plasmide), et en tant que tel, il est omniprésent.

Ne pas penser que même la nature peut être contaminée, si elle ne l'a pas déjà été, est le troisième grand manquement qui peut être commis. Il est intuitif d'imaginer que le SRAS-CoV-2, étant un bactériophage, ainsi qu'un Coronavirus, pollue les égouts et par conséquent tout ce qui se trouve en aval : les secteurs de l'agroalimentaire et de la pêche, tout d'abord.

Il est intuitif de comprendre que si le SRAS-CoV-2 attaque les bactéries et que les toxines, mentionnées dans ce traité, sont produites, même les personnes vaccinées auront dans les années à venir un risque accru de maladies cardiovasculaires, pulmonaires et neurodégénératives.

Étant avant tout un bactériophage, on peut s'attendre à d'innombrables mutations dans la structure de la protéine du SRAS-CoV-2, différentes pour chaque cycle de réplication et pour chaque individu. La raison ? Parce que les bactéries génèrent des erreurs de "montage". c'est-à-dire qu'ils introduisent des séquences qui peuvent les aider à faire face à la prochaine attaque virale. Le problème qui se pose, cependant, est donné par la répartition désormais mondiale de l'infection, car chaque bactérie fermera les portes au virus lors de la prochaine reconnaissance chez le même individu, mais pas pour l'individu voisin.

QUATRIÈME PARTIE

Glossaire.

Acétylcholine (aCh) : neurotransmetteur des systèmes nerveux central et périphérique, qui assure (en se liant aux récepteurs nicotiniques ou muscariniques) de multiples fonctions, dont la contraction des muscles squelettiques, la transmission nerveuse au niveau synthétique et la sécrétion de presque toutes les glandes.

Acétylcholinestérase (aChE) : enzyme qui catalyse la dégradation de l'acétylcholine, l'inactivant.

Acides nucléiques : composés chimiques organiques présents dans tous les organismes vivants (y compris les virus) et divisés en ADN (acide désoxyribonucléique) et ARN (acide ribonucléique).

L'ADN est le dépositaire de l'information génétique contenue dans les cellules ; l'ARN a pour fonction de traduire et de transférer cette information contenue dans l'ADN pour initier la synthèse des protéines et la réplication cellulaire.

Acide aminé : molécule organique, unité constitutive des protéines.

Antibiotique : substance à la structure chimique très complexe qui peut arrêter la croissance et donc la réplication (antibiotique bactériostatique) ou provoquer la mort (antibiotique bactéricide) des cellules bactériennes.

Activité cholinergique : activité médiée par l'acétylcholine et, par conséquent, stimulant le système nerveux autonome parasympathique et les effets qu'il produit sur les organes qu'il régule. L'activité cholinergique au niveau de la pupille détermine sa restriction (miosis), due à la contraction du muscle constricteur de la pupille. Au niveau cardiaque, le parasympathique, grâce à l'acétylcholine, réduit l'activité cardiaque.

Bactérie : organisme procaryote unicellulaire, de dimensions comprises entre 0,2 et 30 microns, constitué d'une paroi cellulaire qui recouvre une membrane cellulaire et contient son propre matériel génétique (ADN - non encapsulé par une membrane, contrairement à ce qui se passe pour les cellules eucaryotes -) et un système enzymatique qui leur permet de produire de l'énergie et de synthétiser des protéines, et donc de pouvoir se répliquer par scission.

Bactériophage : également appelé phage, est un virus à ADN ou à ARN qui infecte les bactéries, inoculant son matériel génétique et s'y reproduisant.

Elle peut être lysogène (c'est-à-dire qu'elle reste intégrée dans la bactérie et se réplique à chaque fois que la bactérie qui l'héberge se réplique), lytique (c'est-à-dire qu'elle se réplique dans la bactérie, induisant littéralement sa destruction) ou tempérée (c'est-à-dire qu'elle a un comportement mixte selon les équilibres dynamiques).

Biochimie : branche de la biologie qui étudie les réactions chimiques qui régulent la vie des cellules et, à plus grande échelle, des organismes vivants.

Biologie : ensemble des sciences concernant les organismes vivants.

Bulbe olfactif : premièr station d'élaboration des impulsions olfactives, située entre le centre du sommet des fosses nasales et la base du crâne.

Cellule épithéliale : cellule qui constitue le tissu épithélial, remplissant des fonctions de recouvrement des surfaces du corps (peau et muqueuses), de sécrétion (glandes), de transport et d'absorption (muqueuses intestinales).

Cellule eucaryote : du grec eu- (bon) -karyon (noyau), ce terme désigne les cellules les plus évoluées (telles que celles qui composent le corps humain), dont la particularité est de présenter son matériel génétique (ADN) recueilli dans un noyau, qui le sépare du milieu intracellulaire environnant (cytoplasme).

Cellule nerveuse (ou neurone) : composant fondamental du tissu nerveux, dont la particularité est de transférer des informations (telles que la perception de la douleur ou l'impulsion pour une contraction musculaire) sous forme de signaux électriques.

Cellule procaryote : du grec pro- (premier) -caryon (noyau), ce terme désigne les cellules "primitives" (telles que les bactéries) dont la principale caractéristique est d'avoir leur propre matériel génétique (ADN) non enfermé dans un compartiment séparé (noyau).

Cycloxygénase-1 : enzyme qui accélère la synthèse des prostaglandines.

Coagulation sanguine : résultat d'une série de réactions biochimiques du sang qui aboutissent à la formation d'un caillot (événement physiologique nécessaire à la réparation des blessures et à l'arrêt du saignement) ou d'un thrombus (événement pathologique au niveau du site intravasculaire dont l'issue est potentiellement fatale).

Coronavirus : famille de virus à ARN, dont le nom dérive des spinules de la surface de la capside (protéines S), qui ensemble ressemblent à une couronne royale sous le microscope électronique.

Rétrécissement des bronches ou bronchoconstriction ou bronchospasme : réduction du calibre des bronches due à une contraction anormale du muscle lisse entourant la paroi bronchique. Ce rétrécissement des bronches entraîne de graves difficultés à respirer en raison de la réduction du débit d'air.

Dexaméthasone : stéroïde synthétique (cortisone) à forte activité anti-inflammatoire et anti-allergique.

Dysgueusie : altération de la sensibilité gustative.

Édition bactérienne : un mécanisme dans les bactéries qui permet la génération d'erreurs/mutations dans les virus bactériophages. CRISP est un mécanisme d'édition.

Embolie : obstruction d'une artère ou d'une veine, causée par un corps étranger au flux sanguin normal, qui est appelée embolie et peut être un caillot de sang (thromboembolie), une bulle d'air ou de gaz, un tissu graisseux, etc.

Endosquelette : structure de support rigide, interne (du grec endos : intérieur) d'un organisme. Le système squelettique humain est un exemple d'endosquelette. Le terme est utilisé de manière inappropriée dans les images du texte uniquement pour donner une idée d'un nouveau phénomène observé dans le cadre du SRAS-CoV-2.

Enzyme : substance protéique capable d'accélérer une réaction chimique spécifique sans dégradation.

L'acétylcholinestérase, par exemple, accélère le détachement de l'acétylcholine du récepteur auquel elle est liée, un phénomène qui, autrement, se produirait trop lentement, avec des implications fonctionnelles et donc cliniques évidentes.

Épidémiologie : branche de la médecine qui étudie la fréquence d'apparition des maladies dans la population et les facteurs qui les favorisent ou les entravent.

Antihypertenseur : médicament capable de réduire la tension artérielle.

Flore intestinale : groupe de bactéries qui colonisent l'intestin et qui remplissent diverses fonctions, parmi lesquelles celle de maintenir l'équilibre entre les différentes espèces bactériennes qui le composent et d'empêcher que les bactéries potentiellement nuisibles ne prennent le dessus, provoquant un état pathologique.

Génome : la totalité de l'information génétique - ADN (ou, dans certains virus, ARN) - contenue dans une cellule ou un organisme.

Hyposmie : réduction de la sensibilité olfactive.

Métabolisme : ensemble des réactions chimiques visant à maintenir la vie dans les cellules et les organismes vivants. Ces réactions sont catalysées, c'est-à-dire accélérées, par des enzymes et permettent aux organismes de croître et de se reproduire, de maintenir leurs structures et de réagir au milieu environnant.

Microbiologie : branche de la biologie qui étudie les microorganismes, c'est-à-dire les êtres vivants de taille inférieure au millimètre (eucaryotes, procaryotes ou virus), dont l'observation nécessite l'utilisation d'un microscope optique.

Neurotoxine : toxine qui agit sur les cellules du système nerveux.

Neurotransmetteur : substance qui permet la transmission de l'influx nerveux électrique (et avec lui l'information qu'il transporte) d'un neurone à un autre.

Nucléotide : composé organique qui constitue l'unité de base des acides nucléiques (ADN ou ARN).

Plaquette : élément corpusculaire du sang (ce n'est pas une cellule, mais un fragment cellulaire) qui participe au processus de coagulation du sang par l'agrégation de plusieurs plaquettes (agrégation plaquettaire).

Plasmide : petit brin circulaire d'ADN présent à l'intérieur des bactéries, qui permet l'accomplissement de diverses fonctions non essentielles, mais qui confère à la cellule des propriétés particulières, parfois uniques. Les plasmides sont capables de se déplacer entre les cellules.

Probiotique : groupe de micro-organismes présents dans la flore bactérienne intestinale normale et les souches bactériennes issues de la fermentation lactique (telles que Lactobacillus acidophilus) ayant un effet protecteur potentiel sur l'organisme hôte (homme et autres mammifères) en raison de la protection contre d'autres bactéries pathogènes à mécanisme compétitif.

Prostaglandine : molécule qui intervient dans de nombreux processus biochimiques, notamment l'inflammation, la sensibilité à la douleur, la fièvre, etc.

Protéine : macromolécule biologique constituée de chaînes d'acides aminés.

Récepteurs cholinergiques (nicotiniques et muscariniques) : récepteurs (protéines à "fonction de verrouillage") positionnés sur les membranes cellulaires, à différents niveaux, auxquels se lient des molécules ou des petites protéines (appelées ligands, protéines à "fonction clé", comme l'acétylcholine), de manière à permettre la perpétration du signal nerveux. Récepteur nicotinique a l'abréviation (N) et muscarinique a l'abréviation (M1, M2, M3 etc.).

SRAS-CoV-2 : virus appartenant à la famille des bêta-coronavirus, responsable du syndrome de détresse respiratoire aiguë.

MEB : Microscope électronique à balayage. Il utilise un faisceau de lumière comme source d'émission. Il donne une image de type 3D. Son pouvoir d'observation s'étend jusqu'au nanomètre.

Synthèse des protéines : processus biochimique par lequel l'information génétique contenue dans l'ADN est convertie en protéines, qui remplissent un large éventail de fonctions dans la cellule.

Symptôme : description subjective, exprimée par le patient, d'une perception altérée de son état de santé normal. Il diffère du signe, défini comme la constatation objective d'une altération de l'état de santé normal. Par exemple, dans le cas d'un coup de couteau, la douleur représente le symptôme, le saignement représente un signe.

SNA (système nerveux autonome) : partie du système nerveux qui régule les fonctions végétatives, c'est-à-dire les phénomènes qui échappent au contrôle de la volonté, comme les battements du cœur, par exemple. Elle se divise en sympathique et parasympathique, avec souvent des effets opposés. Par exemple, au niveau des pupilles, le système sympathique provoque leur dilatation (mydriase) et le système parasympathique leur contraction (miosis).

SNC (système nerveux central) : partie du système nerveux composée du cerveau, logé dans la boîte crânienne, et de la moelle épinière, logée dans le canal vertébral.

SNP (système nerveux périphérique) : partie du système nerveux constituée de faisceaux de fibres nerveuses qui relient le système nerveux central aux différents organes (cœur, muscles, organes des sens, glandes, etc.).

Spectrométrie de masse : technique qui utilise les champs magnétiques pour identifier les substances et les composés, en les séparant selon leur rapport masse/charge. Elle est définie comme une technique analytique et est utilisée en combinaison avec des techniques séparatives, comme la chromatographie liquide (HPLC). Il sépare le mélange d'ions (atomes ou groupes d'atomes chargés) en fonction de leur rapport masse/charge, généralement par des champs magnétiques statiques ou oscillants.

TEM : microscope électronique à transmission. Il utilise un faisceau d'électrons dans le vide qui traverse l'échantillon à analyser. Sa puissance de vision est de l'ordre du nanomètre.

Toxine : substance biologique (généralement une protéine composée d'un nombre relativement faible d'acides aminés - oligopeptide -) produite par des microbes (c'est-à-dire des bactéries, des mycetes), des plantes (appelées phytotoxines) ou des animaux (zootoxines), et ayant des effets nocifs sur les êtres vivants, même à très faible dose. Les maladies infectieuses dues à des germes pathogènes capables de produire des toxines et qui se manifestent par une altération générale grave de l'organisme entier et la prévalence de symptômes toxiques sur les maladies infectieuses sont définies comme des "toxines".

Cellule vraie : cellule synthétique provenant du rein de singe et utilisée dans des cultures cellulaires.

Virus : organisme de taille submicroscopique et de nature non cellulaire (contrairement aux bactéries, qui sont des cellules procaryotes), essentiellement constitué d'un acide nucléique (ADN ou ARN) enrobé et protégé par une enveloppe protéique appelée "capside". Certaines protéines dont est composée la capside permettent l'adhésion du virus à la cellule à infecter. Comme les virus ne disposent pas d'un système enzymatique leur permettant de produire de l'énergie et de synthétiser des protéines (phénomènes fondamentaux pour leur réplication - et pas seulement leur réplication - et donc leur survie), ils doivent utiliser celles d'une autre cellule (eucaryote, comme les cellules humaines, par exemple, ou procaryote, comme les cellules bactériennes, par exemple), c'est-à-dire la cellule hôte infecté

Critique au monde scientifique

Cher chercheur, académique ou non, Je retiens que tu auras compris à travers cet écrit que je ne pense pas que l'opinion des experts soit nécessaire.

Martin Luther formula les 95 thèses en 1517 espérant pendant deux ans que les évêque de l'époque changeassent d'avis. Cela fut sans succès, c'est alors qu'il décida de s'adresser aux gens ordinaires et traduisit le Nouveau Testament du latin à l'allemand. Comme ça tous purent finalment le lire et tous purent en avoir connaissance.

Cristophe Colomb, étant parti de Palos de la Frontera le 3 août 1492, arriva à l'actuel San Salvador le 12 octobre de la même année. Il affronta un voyage avec de ensemble de nombreux marins et trois navires, dans l'espoir de rejoindre l'Inde. Nonobstant les possibles mutinéries et les diverses difficultés de navigation, il débarqua sur les nouvelles terres après 90 jours de voyage. Malheureusement les européens dûrent attendre beaucoup de temps avant d'entreprendre les mêmes parcours et contempler également les mêmes découvertes.

Les opinions des autres experts du secteur ne tendent pas toujours à surmonter les difficultés qu'un procédé méthodologique déductif peut rencontrer et démontrer. L'esprit de cohésion est souvent dominé par la volonté de critiquer.

Pour ce faire, je te dis: "répète mes expériences et ensuite viens me chercher passant par Mars sur une des 79 lunes de Jupiter".

Remerciements

Je remercie en particulier le Dr Gianluca Ciammetti, dirigeant du service d'oto-rhino-laryngologie de l'hôpital vénitien d'Isernia, qui a épousé dès le début la cause de la recherche des toxines inconnues.

Sans l'aide de l'ami et compagnon d'études Dr Lauritano Francesco, co-écrivain de cette œuvre, je n'aurais jamais pu la terminer. Au moment des difficultés, j'ai trouvé un grand ami.

Un grand merci au Dr Bisaccia Domenico, ami et compagnon d'études, et découvreur, avec nous tous, de la réplication du SARS-CoV-2 dans les bactéries.

Je remercie avec estime et affection le Dr Marino Francesco, le Dr Colella Mirko, Brogna Giancarlo, Lombardi Giovanni, Petrillo Gaetano.

Un grand merci à notre ami le Dr Marino Giuliano, à Marsan Consulting et à tous ses amis.

Sans l'encouragement de Mme Ornella Piazza, de l'Université de Salerne, département d'anesthésiologie, je n'aurais certainement pas entrepris le voyage vers l'inconnu. Elle a été la première à qui j'ai annoncé la découverte des toxines qui pouvaient agir sur le système nerveux autonome.

Une aide indispensable dans l'expérimentation a été donnée par le docteur et ami Gennaro Iapicca et par l'avocat Luigi Bergamino et leurs familles.

Une immense gratitude va au docteur et ami Mauro Petrillo, qui plus que tous m'a aidé dans toutes les expériences.

les photos de cette œuvre, propriété de Craniomed Group Srl.

Enfin et surtout, un grand merci au Dr Cristoni Simone, un des plus grands experts en protéomique que je en' ai jamais connu. Sans son aide précieuse, nous n'aurions jamais trouvé dans le plasma et l'urine des patients atteints de COVID-19 les toxines produites par les bactéries.

Le premier et le plus grand remerciement, avec mon esprit, avec tout mon cœur et mes forces, va au Créateur.

Le Créateur existe:: קיים הבורא

Le virus SARS-CoV-2, sous tous ses aspects. Les photos inédites de comment il est, comment il se réplique dans les bactéries et les toxines qui sont produites. Le mystère de sa nature et de ses étranges particularités. L'action incroyable des neurotoxines qui tuent tant de personnes. Ceci et bien plus encore sur les expériences du virus en contact avec les bactéries.

Données supplémentaires 1

Graphiques de protéines au spectromètre de masse.

Les images suivantes présentent quelques représentations des spectres de protéines/toxines trouvés dans le plasma, l'urine et après des cultures de bactéries fécales de patients atteints de Covid-19.

La spectrométrie de masse est une technique analytique utilisée pour identifier des substances inconnues. Utilisé conjointement avec des techniques de séparation, comme la chromatographie liquide (HPLC), il permet de séparer le mélange d'ions (atomes ou groupes d'atomes chargés) selon leur rapport masse/charge, généralement par des champs magnétiques statiques ou oscillants.

Les spectres de masse décrivent dans un graphique ou un diagramme la séquence d'acides aminés des protéines/toxines trouvées.

Pour plus de détails, voir l'étude *"C. Brogna and others, 'Detection of Toxin-like Peptides in Plasma and Urine Samples from COVID-19 Patients', 2020 <https://doi.org/10.5281/zenodo.413934>1"*.

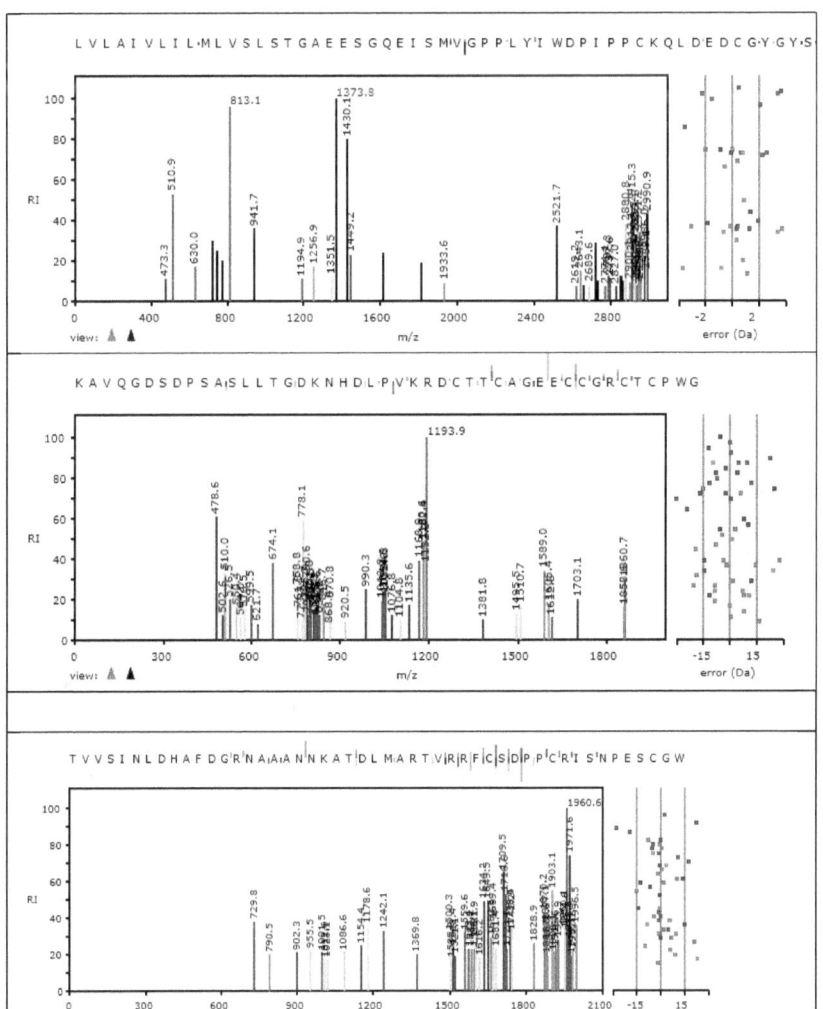

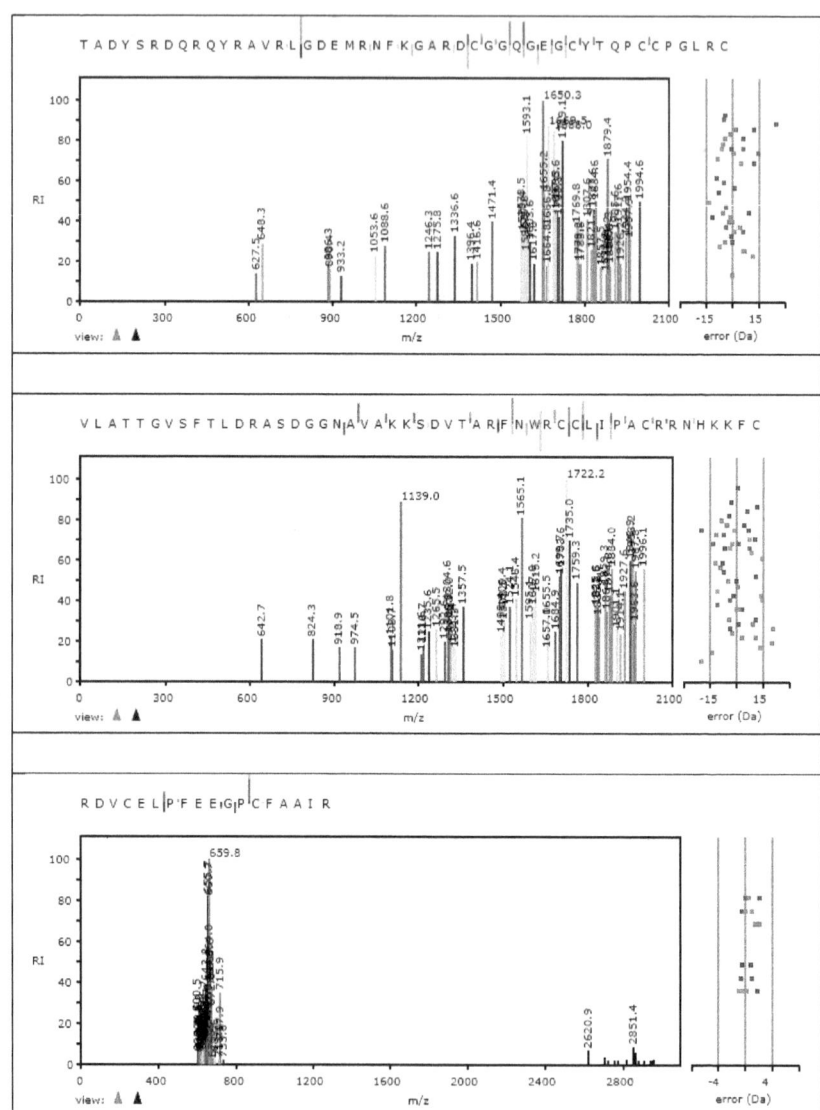

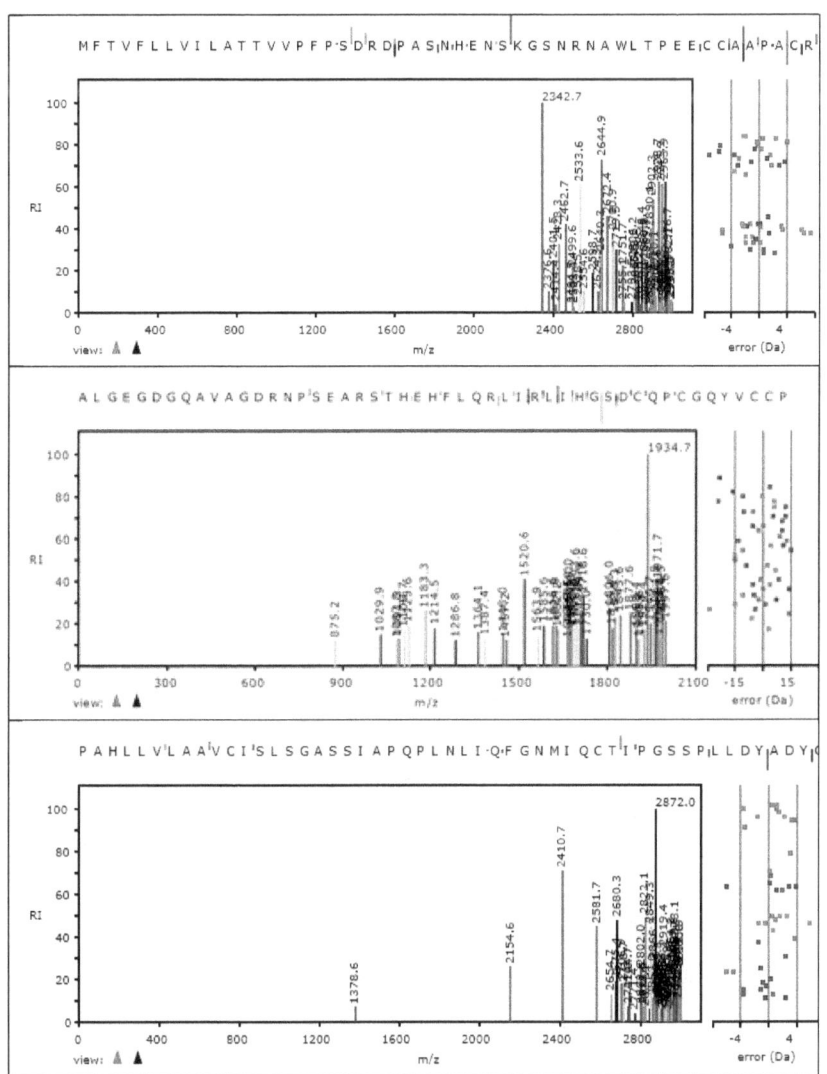

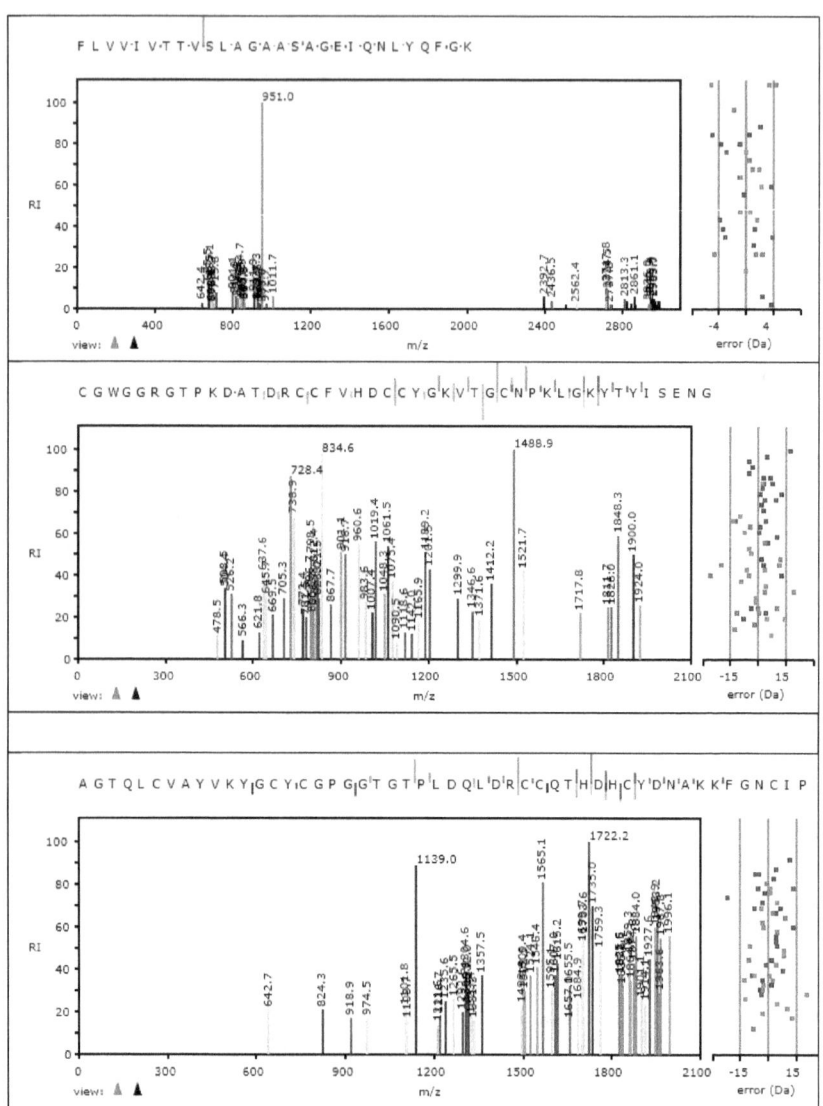

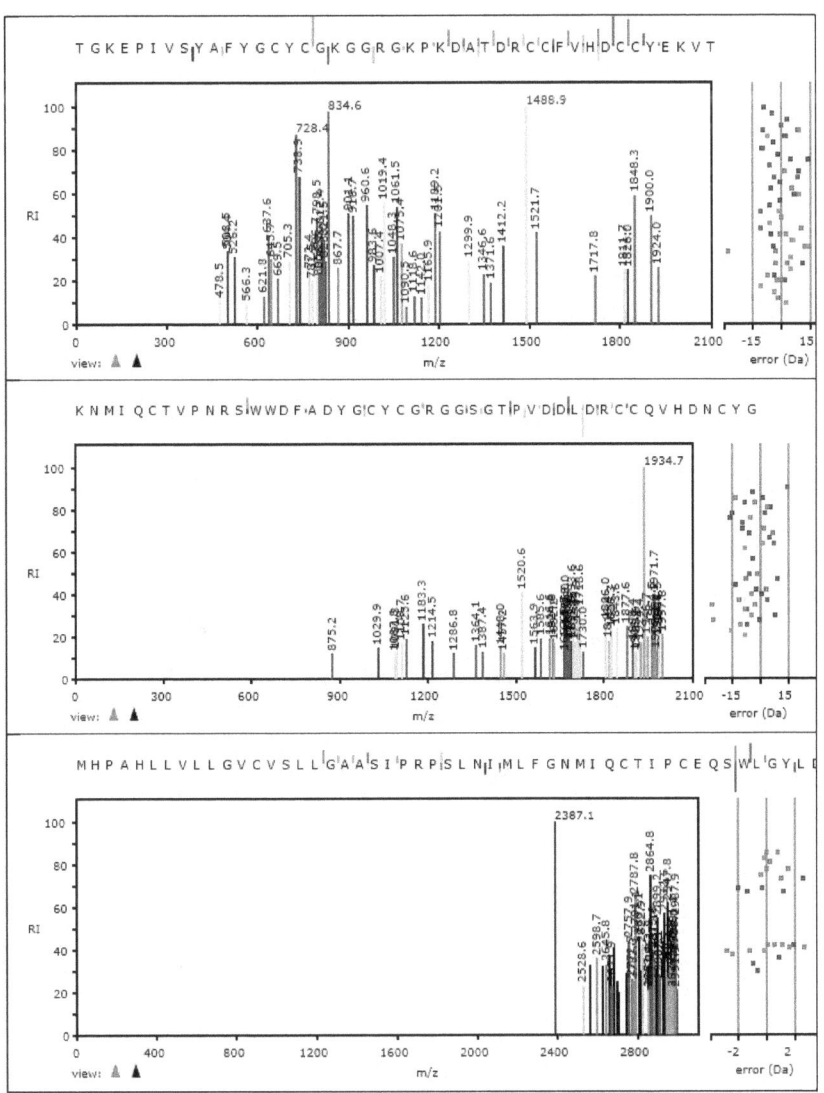

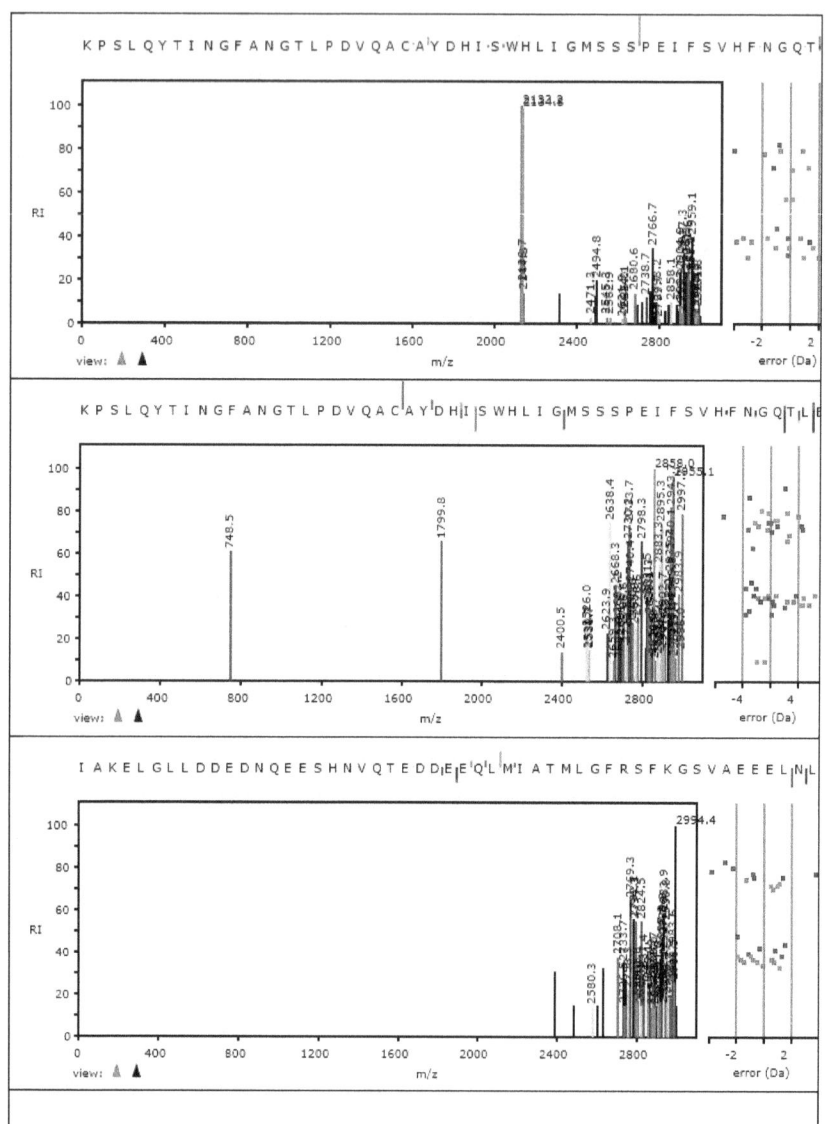

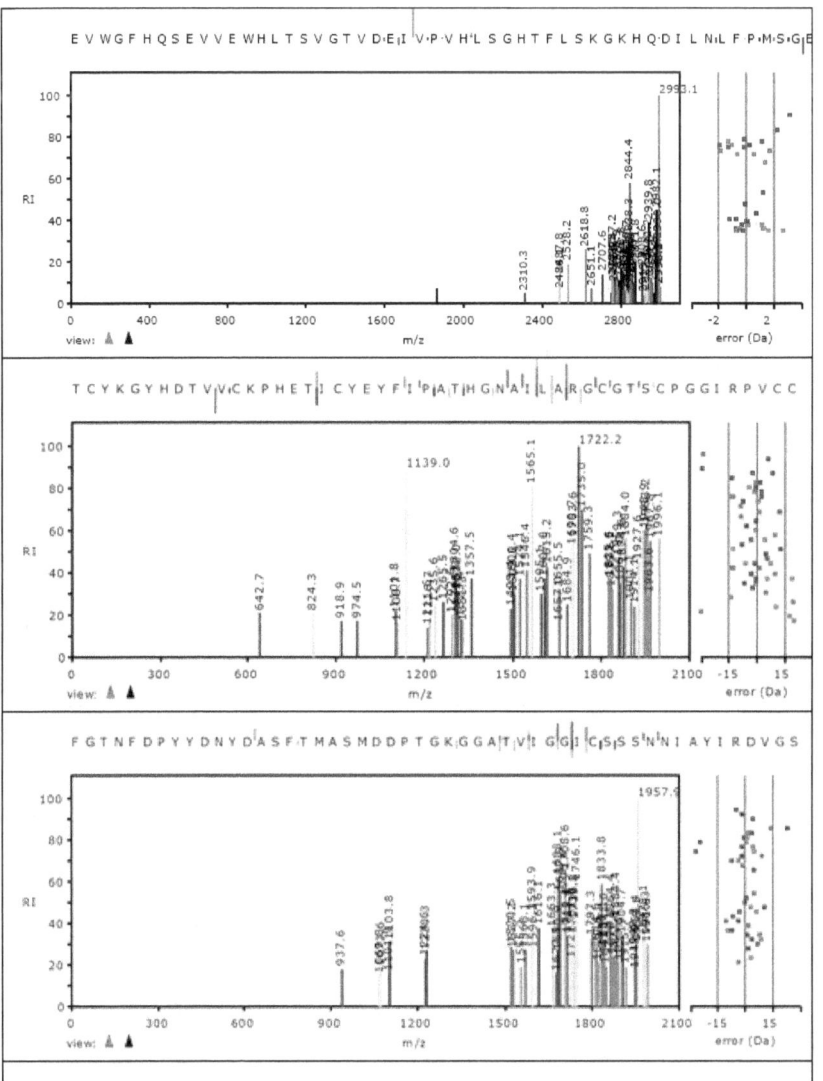

EVWGFHQSEVVEWHLTSVGTVDEIVPVHLSGHTFLSKGKHQDILNLFPMSGE

TCYKGYHDTVVCKPHETICYEYFIPATHGNAILARGCGTSCPGGIRPVCC

FGTNFDPYYDNYDASFTMASMDDPTGKGGATVIGGCSSSNNIAYIRDVGS

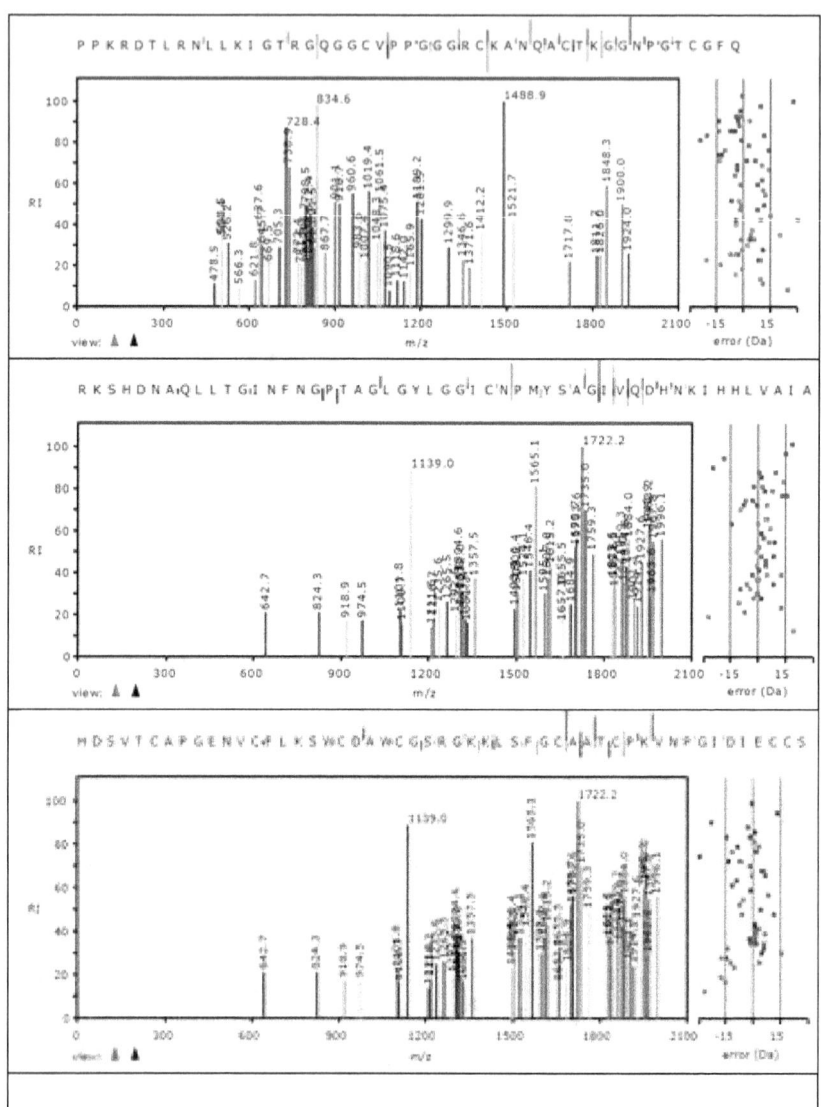

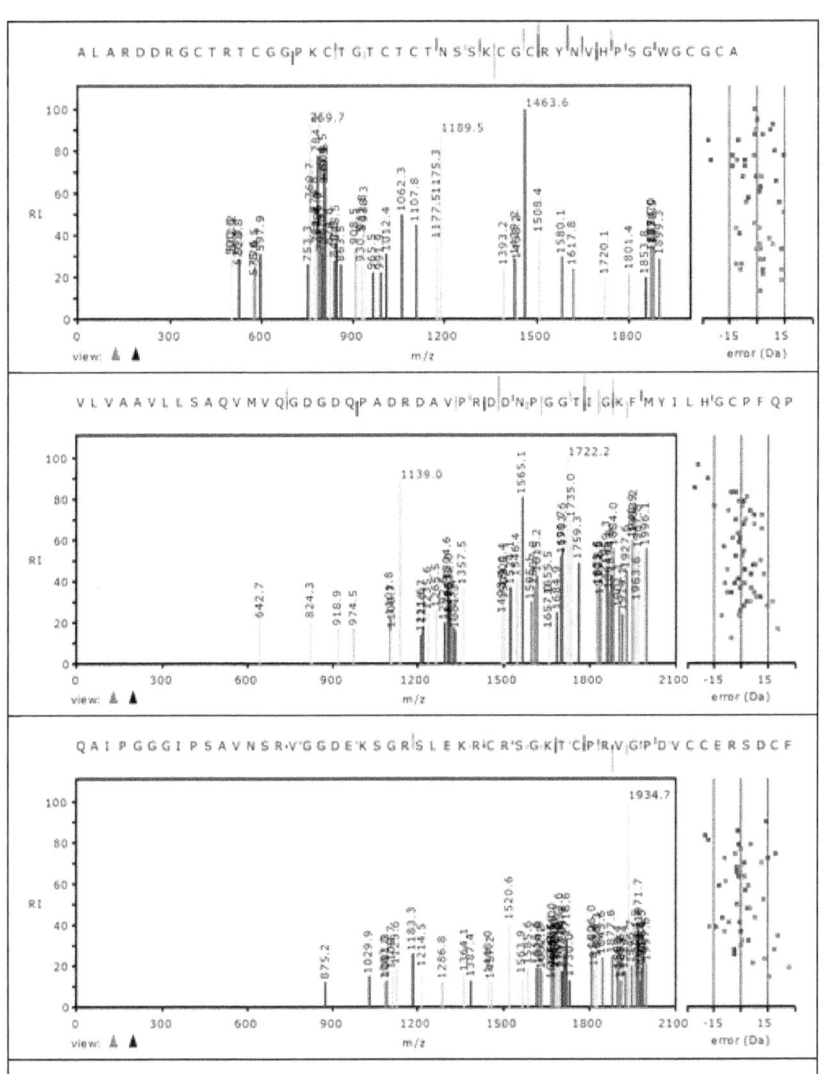

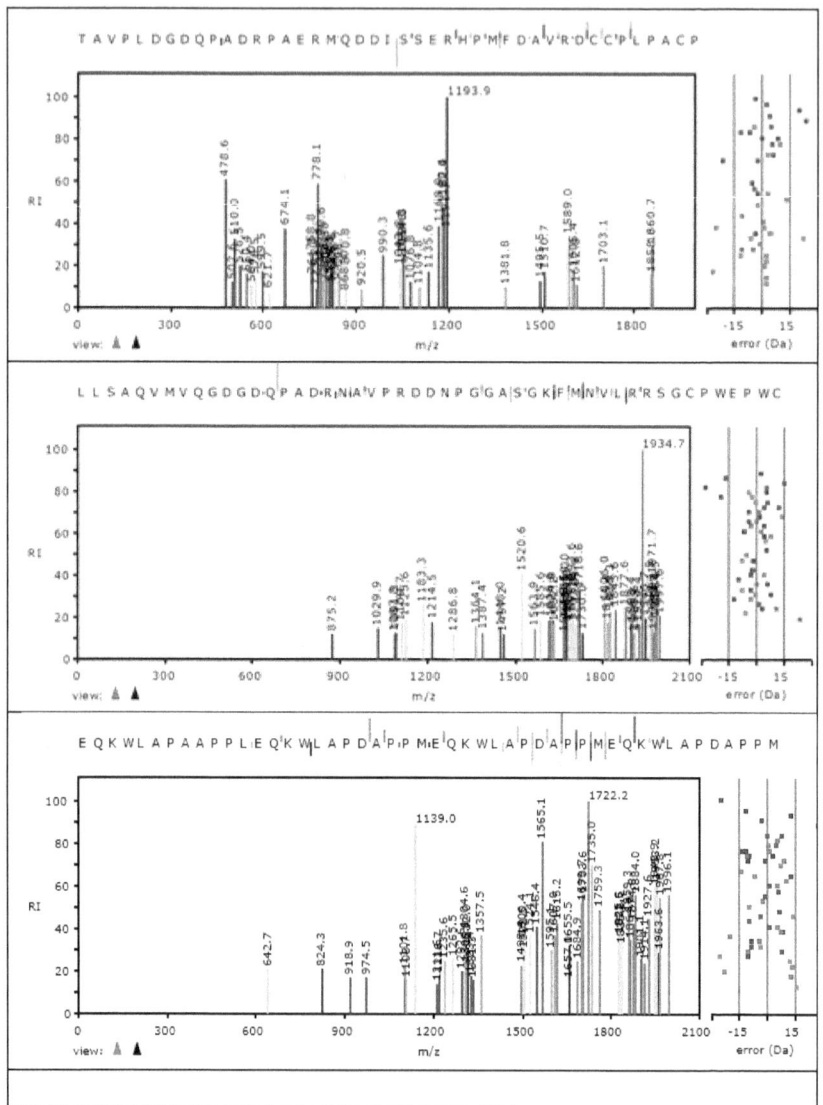

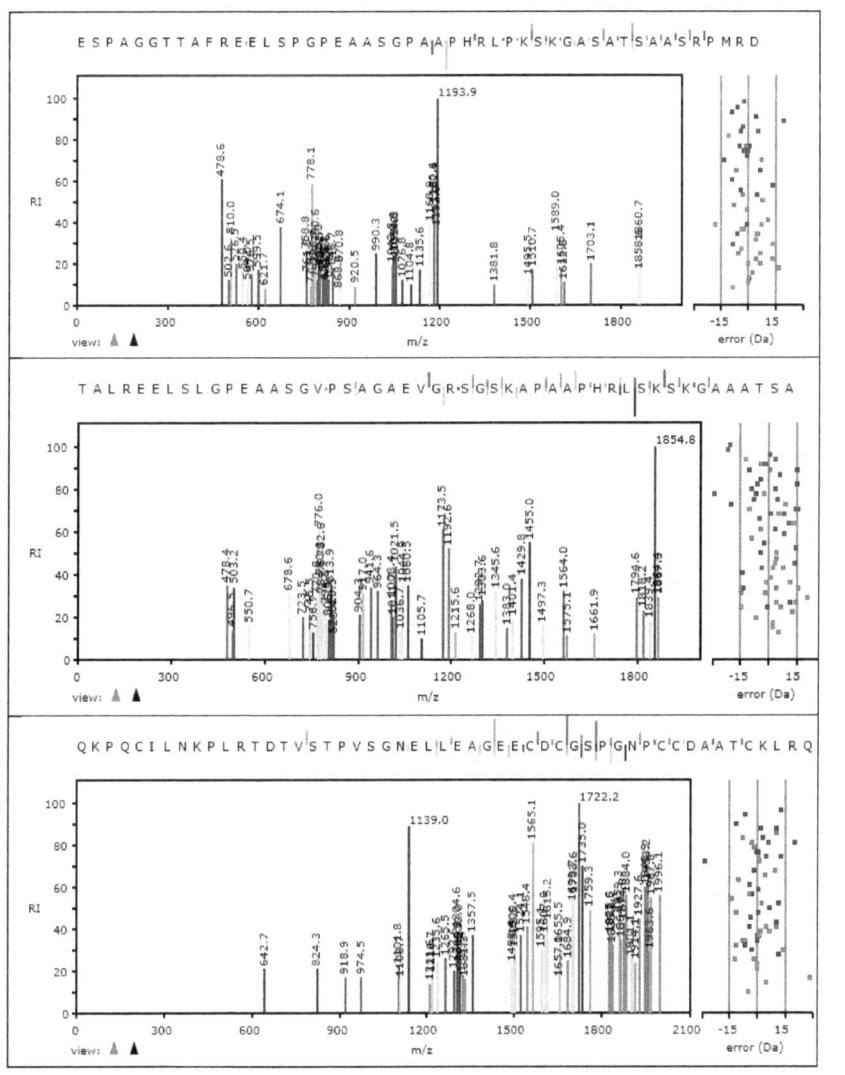

Données complémentaires 2

La protéine de type conotoxine.

Les images suivantes montrent, en détail, une toxine / protéine, conotoxine / similaire, trouvée chez un patient COVID-19.

La molécule est présente plusieurs fois dans le plasma et possède à chaque fois une variante d'acide aminé.

Cet événement suggère une implication bactérienne dans sa genèse.

og(e) ▲	log(l)	%/%	#	total	Mr	Accession
-24.7	6.49	89/100+	2	2	8.9	sp|P0C8U9|CA15_CONPL gpmDB | psyt | snap [1/0] protein peptide Alpha-**conotoxin**-like Pu1.5; Flags: Precursor;
-17.8	6.00	54/100+	2	2	8.7	sp|Q9BPC3|O267_CONVE gpmDB | psyt | snap [1/0] homo (1/1) protein peptide **Conotoxin** VnMEKL-012; Flags: Precursor;
-16.6	6.20	62/100+	2	2	6.5	sp|P58809|CTAX_CONMR gpmDB | psyt | snap [1/0] protein peptide Chi-**conotoxin** CMrX; **Conotoxin** CMrX; **Conotoxin** Mr1.6; Lambda-**conotoxin** CMrX; Flags: Precursor;
-11.1	5.82	22/49	1	1	8.5	sp|D6C4M3|CU96_CONCL gpmDB | psyt | snap [1/0] protein peptide **Conotoxin** Cl9.6; Flags: Precursor;
-9.1	5.57	39/76	1	1	7.9	sp|B3FIA5|CVFA_CONVR gpmDB | psyt | snap [1/0] protein peptide **Conotoxin** Vil5a; Vi15.1; Flags: Precursor;
-6.4	5.30	34/51	1	1	8.5	sp|Q3YEG4|O1541_CONMI gpmDB | psyt | snap [1/0] homo (1/1) protein peptide **Conotoxin** MiK41; Flags: Precursor;
-5.9	5.32	38/48	1	1	7.4	sp|P0C667|CT52_CONCB gpmDB | psyt | snap [1/0] protein peptide **Conotoxin** Ca5.2 {ECO:0000303|PubMed:17933431}; Flags: Precursor;
-5.2	6.37	78/100+	1	1	2.9	sp|P0C652|CLEA_CONCF gpmDB | psyt | snap [1/0] protein peptide Kappa-**conotoxin**-like as14a;
-4.9	5.61	28/40	1	1	8.3	sp|D2Y169|CU51C_CONCL gpmDB | psyt | snap [1/0] protein peptide **Conotoxin** Cal5a L3 {ECO:0000303|PubMed:21172372}; Contains: **Conotoxin** Cal5b L3 {ECO:0000303|PubMed:21172372}; Contains: **Conotoxin** Cal5.1 {ECO:0000303|PubMed:21172372}; Flags: Precursor;
-2.2	6.32	22/23	1	2	8.6	sp|D2Y488|VKT1A_CONCL gpmDB | psyt | snap [1/0] homo (3/3) protein peptide Kunitz-type serine protease inhibitor **conotoxin** Cal9.1a; Flags: Precursor;
-2.0	5.68	25/31	1	1	7.4	sp|A0A2I6EDL6|CM38_CONRE gpmDB | psyt | snap [1/0] protein peptide **Conotoxin** reg3.8 {ECO:0000303|PubMed:29285511}; Rg3.8 {ECO:0000312|EMBL:AUJ88066.1}; Flags: Precursor;
-1.9	5.43	28/49	1	1	6.9	sp|Q9BP53|CT0C5_CONVE gpmDB | psyt | snap [1/0] protein peptide **Conotoxin** VnMLCL-031; Flags: Precursor;

1 MKLVLALVLILMIVSLSTGAEESGQEISMVGPPLYIWDPIPPCKQLDEDCGYGYSCCEDL 60
61 SCQPLIEPDTMEITALVCQIESA 83

show legend ?

☒ Identified Peptides

spectrum	log(e)	log(l)	m+h	delta	ζ	sequence	n
218.1	-6.9	5.28	8311.004	2.562	3/3	[¹ [M]KLVLAVLJ LMLVLSLSTGA EESGQEISMV GPPLVIWDPI PPCKQLDEDC GYGYSCCEDL SCQPLIEPDT MEITAL [70]vcqi	(0)
923.1	-7.3	5.21	8471.071	2.087	3/3	[² MKLVLAVLJ LMLVLSLSTGA EESGQEISMV GPPLVIWDPI PPCKQLDEDC GYGYSCCEDL SCQPLIEPDT MEITALVC [78]qies	(0)
9211	-7.7	5.30	8883.266	2.802	3/3	[² [M]KLVLAVLJ LMLVLSLSTGA EESGQEISMV GPPLVIWDPI PPCKQLDEDC GYGYSCCEDL SCQPLIEPDT MEITALVCQI E [81]sq]	(0)
974.1	-8.5	5.22	8495.088	-0.560	3/3	[mk³ [M]LVLAIVULM LVSLSTGAEE SGQEISMVGP PLYIWDPIPP CKQLDEDCGY GYSCCEDLSC QPLIEPDTME ITALVCQI [80]esa]	(0)
602.1	-5.6	5.29	8453.078	-1.762	3/3	[mk³ LVLAIVULM LVSLSTGAEE SGQEISMVGP PLYIWDPIPP CKQLDEDCGY GYSCCEDLSC QPLIEPDTME ITALVCQI [80]esa]	(0)
1106.1	-11.9	5.43	8692.153	-1.260	3/3	[mk² LVLAIVULM LVSLSTGAEE SGQEISMVGP PLYIWDPIPP CKQLDEDCGY GSCCEDLSC QPLIEPDTME ITALVCQIES A [83]	(0)
1041.1	-8.5	5.28	8813.185	-0.167	3/3	[mk³ LVLAIV[I]LM LVSLSTGAEE SGQEISMVGP PLYIWDPIPP CKQLDEDCGY GYSCCEDLSC QPLIEPDTME ITALVCQIES A [83]	(0)
1041.2	-8.5	5.28	8813.185	-0.167	3/3	[mk³ LVLAIV[I]LM LVSLSTGAEE SGQEISMVGP PLYIWDPIPP CKQLDEDCGY GYSCCEDLSC QPLIEPDTME ITALVCQIES A [83]	(0)
404.1	-8.4	5.30	8696.181	1.778	3/3	[mk³ LVLAIVULM LVSLSTGAEE SGQEIS[M]VGP PLYIWDPIPP CKQLDEDCGY GYSCCEDLSC QPLIEPDTME ITALVCQIES A [83]	(0)
296.1	-8.4	5.24	8754.205	1.790	3/3	[mk³ LVLAIVULM LVSLSTGAEE SGQEISMVGP PLYIWDPIPP CKQLDEDCGY GYSCCEDLSC QPLIEPDTME ITALVCQIES A [83]	(0)
296.2	-8.4	5.24	8754.169	1.827	3/3	[mk³ LVLAIVULM LVSLSTGAEE SGQEISMVGP PLYIWDPIPP CKQLDEDCGY GYSCCEDLSC QPLIEPDTME ITALVCQIES A [83]	(0)
296.3	-8.4	5.24	8754.169	1.827	3/3	[mk³ LVLAIVULM LVSLSTGAEE SGQEISMVGP PLYIWDPIPP CKQLDEDCGY GYSCCEDLSC QPLIEPDTME ITALVCQIES A [83]	(0)
296.4	-8.4	5.24	8754.205	1.790	3/3	[mk³ LVLAIVULM LVSLSTGAEE SGQEISMVGP PLYIWDPIPP CKQLDEDCGY GYSCCEDLSC QPLIEPDTME ITALVCQIES A [83]	(0)
296.5	-8.4	5.24	8754.205	1.790	3/3	[mk³ LVLAIVULM LVSLSTGAEE SGQEISMVGP PLYIWDPIPP CKQLDEDCGY GYSCCEDLSC QPLIEPDTME ITALVCQIES A [83]	(0)
504.1	-8.0	5.26	8797.226	3.917	3/3	[mk³ LVLAIVULM LVSLSTGAEE SGQEISMVGP PLYIWDPIPP CKQLDEDCGY GYSCCEDLSC QPLIEPDTME ITALVCQIES A [83]	(0)
504.2	-8.0	5.26	8797.226	3.917	3/3	[mk³ LVLAIVULM LVSLSTGAEE SGQEISMVGP PLYIWDPIPP CKQLDEDCGY GYSCCEDLSC QPLIEPDTME ITALVCQIES A [83]	(0)

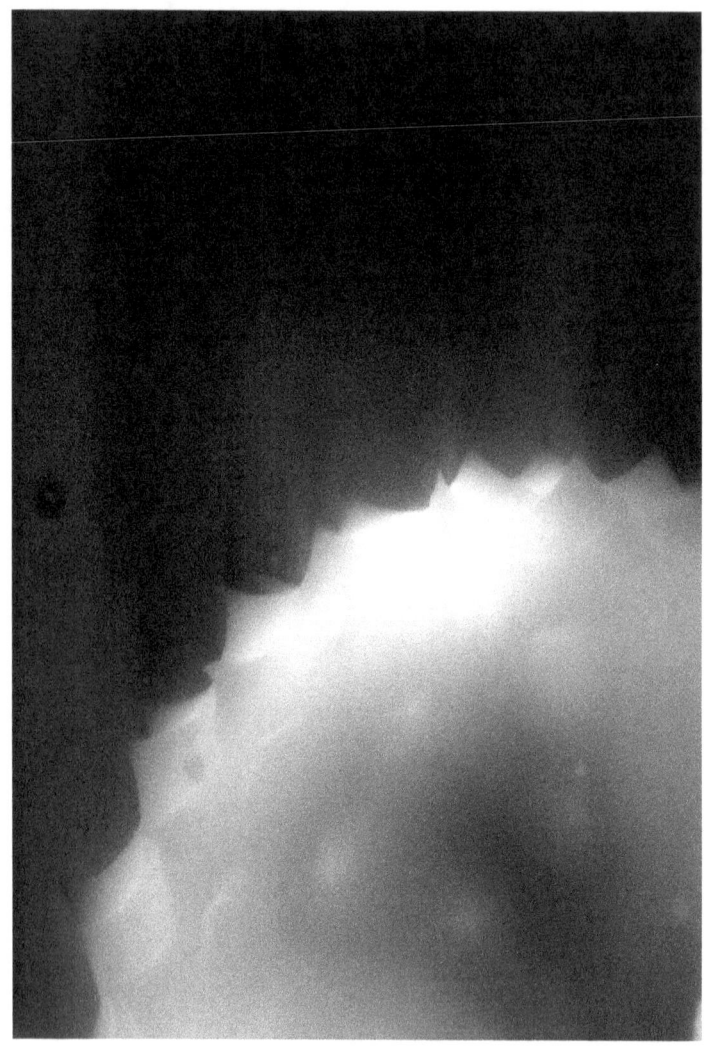

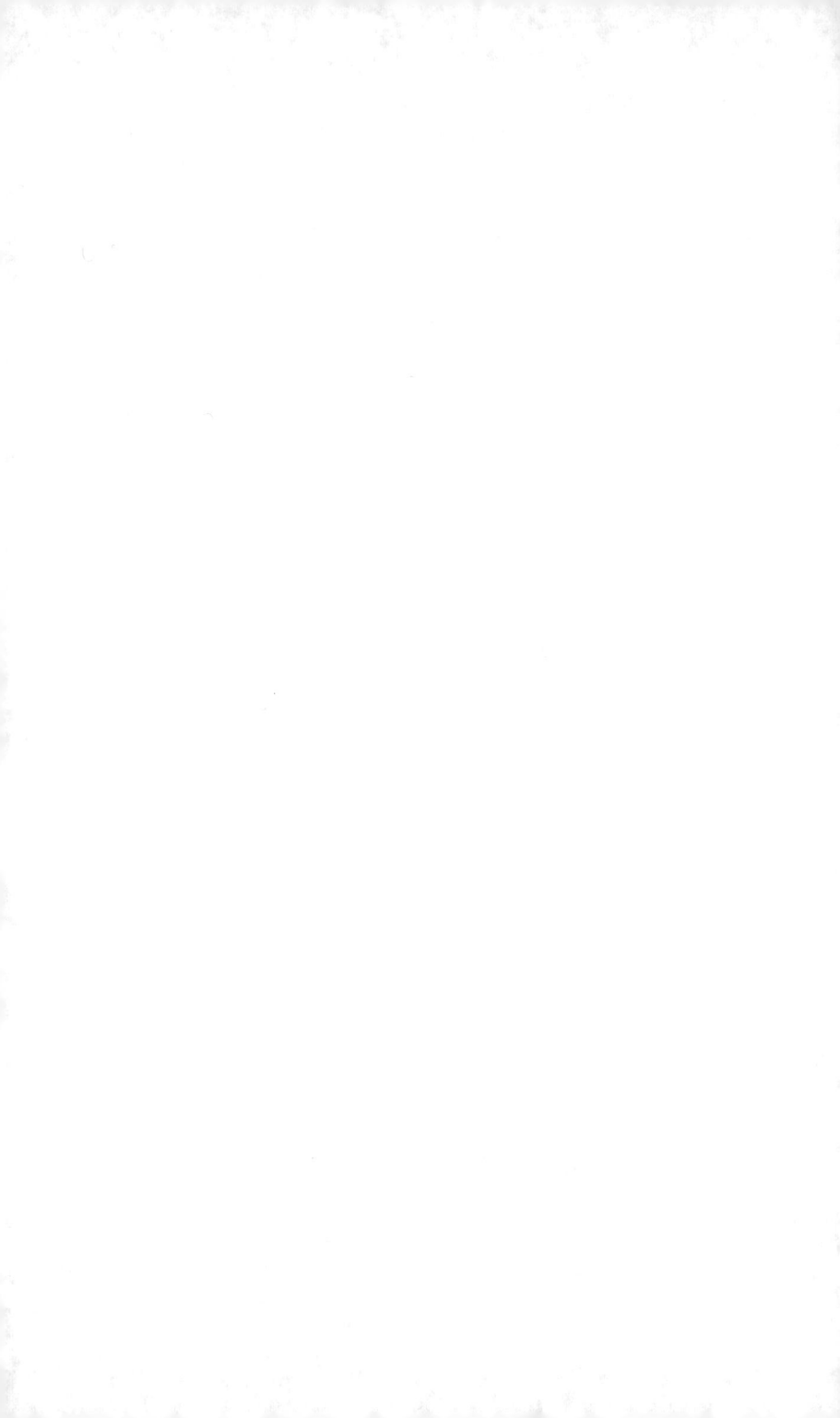